高等院校实验系列教材·供医学、药学专业使用

医药化学实验
YIYAO HUAXUE SHIYAN

周骢 刘德育 黄爱东◎主编

中山大学出版社
SUN YAT-SEN UNIVERSITY PRESS
·广州·

图书在版编目（CIP）数据

医药化学实验/ 周勰，刘德育，黄爱东主编 . —广州：中山大学出版社，2014.8
ISBN 978 - 7 - 306 - 04937 - 7

Ⅰ.①医…　Ⅱ.①周…　②刘…　黄…　Ⅲ.①医用化学—化学实验—高等学校—教
材　Ⅳ.①R313 - 33

中国版本图书馆 CIP 数据核字（2014）第 132370 号

出 版 人：王天琪
策划编辑：鲁佳慧
责任编辑：鲁佳慧
封面设计：曾　斌
责任校对：杨文泉
责任技编：黄少伟
出版发行：中山大学出版社
电　　话：编辑部 020 - 84111996，84113349，84111997，84110779
　　　　　发行部 020 - 84111998，84111981，84111160
地　　址：广州市新港西路 135 号
邮　　编：510275　　传真：020 - 84036565
网　　址：http：//www. zsup. com. cn　E - mail：zdcbs@ mail. sysu. edu. cn
印 刷 者：佛山市浩文彩色印刷有限公司
规　　格：787mm×960mm　1/16　11.25 印张　300 千字
版次印次：2014 年 8 月第 1 版　2021 年 3 月第 5 次印刷
定　　价：35.00 元

本书编委会

主编　周勰　刘德育　黄爱东

编委　叶建涛　陆明　叶燕媚

　　　陈学文　叶剑清　钟玖平

　　　王毅　刘鹏　曾飒

前　言

　　化学实验是医药院校开设的第一门实验必修课，是实践教学的重要一环，也是理论化学教学不可缺少的一部分。它是一门独立的课程，但又与理论课程紧密联系。

　　医药化学实验是将无机化学、分析化学（包括化学分析和仪器分析）、有机化学三大化学学科的实验，去粗取精、去旧补新，根据它们内在的规律和联系，进行重组、整合、优化与更新，并在此基础上建立的实验课程新体系。它包括化学实验基础知识与基本操作技能、各化学学科基本实验和综合设计性实验三大部分，各部分内容既特征鲜明，又相互渗透融合。整个课程体系贯课串着"基础、提高、综合、创新"的特点。在"基础"阶段，着重进行基本知识、基本操作和基本技能的训练；在"提高"阶段，要求学生利用已掌握的基本技能完成三大化学学科的基本实验；在"综合"阶段，强调各化学学科内部及学科间的紧密联系，要求学生综合应用化学实验原理和基本方法进行更深入、系统的实验技能训练；而在"创新"阶段，则通过设计性和研究性实验，培养学生的创新思维和创新精神，以及独立分析和解决问题的能力。

　　本教材是以教学大纲为依据，在我们多年使用的《基础化学实验》、《有机化学实验》的基础上精选、修改、补充和完善，参照全国医药院校的教学现状，结合多年的教学实践经验，并在当前高校医药实验室建设的实际情况基础上编写而成。本书共选编了 48 个实验，其中既有技能训练和基础性实验，也有综合性实验及设计性实验，每个实验都提供实验目的、实验原理、实验步骤和注意事项等。本书可作为综合性大学医学和药学等相关专业本科生和研究生的实验教材，也可供从事化学实验教学和相关专业研究人员参考。

　　本书在编写过程中得到了广东省高等学校教学质量与教学改革工程专项资金、中山大学实验教材建设专项、中山大学实验教学改革研究开放资金的资助，得到了许多老师的支持和热情帮助，以及中山大学出版社对本书的编写给予的热情指导和鼓励，在此表示衷心感谢！

　　本书参考了兄弟院校一些实验内容，深表谢意。

　　限于编者水平，书中疏漏和不妥之处在所难免，恳请读者不吝赐教。

编者

2014 年 5 月

目　　录

第一部分 化学实验基本知识与操作技能

一、实验室基本常识

1. 实验室守则

（1）学生进入实验室前，应认真学习并严格遵守本守则和实验室其他管理规定，增强安全意识，注意人身和设备安全，要听从实验指导教师和实验技术人员的安排。

（2）实验前的预习是做好实验的前提。学生要足够重视预习环节，并按要求写出预习报告。预习报告应包括简要的实验步骤与操作、测量数据记录的表格、定量实验的计算公式等，并预留记录实验现象和测量数据的位置。运用自己的语言进行归纳（避免照抄教材内容），尽量采用简单的流程图、化学式、表格和符号等表示。实验前任课教师有责任检查学生的预习情况，对没有预习或预习不合格者，任课教师有权取消其参加本次实验。

（3）实验时要保持室内安静，不得高声喧哗交谈，不得随意走动串位。

（4）在实验过程中，按照预习中所拟定实验步骤，独立、认真操作，仔细观察现象，边实验、边思考、边记录。

（5）禁止乱拆仪器设备。如学生损坏玻璃仪器或其他设备，应及时报告指导教师或实验室技术人员，说明原因并填写"仪器损坏登记表"，因违反操作规程而损坏仪器者须按有关规定赔偿。

（6）实验完毕，应整理好仪器药品，清洗实验仪器，做好实验台面卫生，值日生还需要做好地面及公用实验区域的卫生，最后检查水电、填写值日登记表、关闭门窗后方可离开实验室。

2. 实验室安全规则

化学实验室有诸多潜在的危险，如爆炸、着火、中毒、灼伤和割伤等，因此，学生必须高度重视安全，听从教师指导，遵守以下操作规程，避免事故的发生。

（1）熟悉实验室环境，了解急救箱、消防用品、紧急喷淋装置的位置和使用方法。

（2）禁止用湿的手、物接触电源，水、电、煤气一经使用完毕，立即关闭开关。

（3）实验室应保持室内通风良好，严禁在实验室内进食、吸烟。

（4）实验中所用仪器和试剂的放置应合理、有序。实验台面应保持清洁整齐。实验工作结束或暂告一段落时，仪器试剂用品应放回原处。实验中产生的废物应回收至指定容器内进行集中处理，垃圾应放入垃圾桶内，禁止随意乱扔或抛入水池。

（5）所用试剂、标样和溶液应有标签。绝对禁止在容器内装入与标签不相符的物品。

（6）不可用口或鼻直接尝、嗅化学试剂。一切有毒和有刺激性气体的实验，都必须在通风橱内进行。切勿直接俯视容器中的化学反应或正在加热的液体。

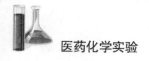

（7）在加热试管内液体时，不要把试管口向着自己或旁人，以免因爆沸液体飞溅到脸上或身上。

（8）使用强酸强碱等具有强腐蚀性的试剂时，应加倍小心，切勿溅在皮肤上，取用时要戴橡胶手套和防护眼镜。

（9）火柴、废纸等固体废物禁止弃入水槽内，必须弃于废物桶中。

（10）实验室所有试剂样品不得携出室外，剩余试剂应交还指导教师。

3. 意外事故处理

实验过程中如果发生意外事故，重伤者立即送往医院治疗，轻伤者可采取如下措施：

（1）割伤。取出伤口内异物，涂上紫药水，必要时撒上消炎粉，用绷带包扎。

（2）烫伤。轻微烫伤时，可用冷水冲洗或浸泡10分钟以上；烫伤严重者用冷水冲洗或浸泡后用无菌纱布覆盖伤处，立即送医院治疗。

（3）灼伤。如遇浓酸碱灼伤皮肤，应立即用自来水冲洗。酸灼伤时，水洗后再用3% $NaHCO_3$ 溶液（或稀氨水、肥皂水）处理，最后用水将余酸洗净；碱灼伤时，水洗后用1%醋酸溶液处理，最后用水将余碱洗净。有酸液溅入眼内时，立即用大量自来水冲洗眼睛，再用3% $NaHCO_3$ 溶液冲洗，最后用蒸馏水将余酸洗净；有碱液溅入眼内时，先用自来水冲洗眼睛，再用2% H_3BO_3 溶液冲洗，最后用蒸馏水将碱洗净。

（4）吸入刺激性气体或有毒气体。立即到室外呼吸新鲜空气。

（5）触电。立即切断电源。必要时对触电者进行人工呼吸。

（6）起火。切勿惊慌，立即采取措施灭火，切断电源，移走易燃药品等，以防火势蔓延。有机溶剂或油类着火时，火势较小时可用湿抹布或沙扑灭，切勿用水灭火；火势较大时，可用二氧化碳灭火器或酸碱泡沫式灭火器扑灭。衣服着火时，切勿惊慌乱跑，须镇静，就地躺倒打滚，可迅速将火扑灭。

4. 实验室的"三废"处理

实验室"三废"指在化学实验过程中产生的废气、废液、废渣等有害物质。化学实验室的环境保护应该规范化、制度化，应按照国家要求的排放标准对每次产生的废气、废渣和废液进行处理。把用过的酸类、碱类、盐类等各种废弃物分别倒入各自的回收容器内，再根据各类废弃物的特性，采取中和、吸收、燃烧、回收循环利用等方法来进行处理。处理方法如下：

（1）废气的处理。在进行产生较少有害气体的一般实验时，处理方法是开启排风扇或打开窗户，使室内空气得到及时更新，减小对实验操作人员身体健康的影响。在进行可能产生强烈刺激性或毒性较大的气体的实验时，实验操作人员必须在通风橱中进行实验，并保证通风良好。实验室若排放毒性大且较多的气体，可参考工业上废气处理的办法，在排放废气之前，采用吸附、吸收、氧化、分解等方法进行预处理。

（2）废液的处理。实验过程中产生的各种废液处理时按照可回收液和不可回收液分类倒入废液桶，并且废液桶上应标有危险品、分类等相应标识。可回收液一般可回收重复利用；不可回收的废液，先集中收入废液桶，桶装满后再统一转移到危险品仓库。仓库管理员在接收废液桶后按照相关的规定对其进行处理。

（3）废渣的处理。实验室产生的有害固体废渣不能与生活垃圾混合。固体废弃物经回收、提取有用物质后，其残渣应做最终的安全处理。对少量高危险性物质（如放射性废弃物等），可将其通过物理或化学的方法进行固化，再进行土地填埋。这是许多国家作为固体废弃物最终处置的主要方法。

5. 试剂使用规则

无论是液体或固体试剂，均应密封保存于试剂瓶内。试剂瓶上贴有标明试剂名称及浓度的标签。使用试剂时应遵守下列规则：

（1）节约试剂用量，在不影响实验结果的前提下尽可能用量最小化。

（2）用量筒从试剂瓶量取液体试剂时，先将瓶塞取下，倒置于桌上，再用右手持试剂瓶（瓶的标签向手心，以免试剂流出瓶外毁损标签），左手持量筒并以拇指指示所需体积的刻度，瓶口轻靠量筒上口边缘，慢慢注入试剂。如不慎量取过多试剂，应转给其他同学或弃去，切勿倒回原瓶，以免污染试剂。试剂取用后，应立即将瓶口盖好，放回原处。

（3）取少量（少于 1 mL）试剂时，通常使用胶头滴管，大约 20 滴试液的体积相当于 1 mL。用滴管吸取试剂时，滴管胶头保持向上，避免倾斜或倒立，防止试剂流入橡皮帽导致试剂污染；同时滴放试剂于另一容器时，防止滴管接触容器壁或伸进容器口内。

（4）固体试剂应用清洁干燥的药匙取用。

（5）实验中，除注明使用自来水外，一般均用蒸馏水，应注意节约使用蒸馏水。

二、实验数据的表达与处理

定量分析的任务是准确测定试样中组分的含量，因此要求分析结果具有一定的准确度。人们在实际测量中，希望得到被测量对象的客观真值，但由于受各种条件的限制，如测量工具的准确度、测量方法的完善程度、测量条件的稳定程度及测量者的经验等，因此客观真值无法得到，所得到的测量结果实际上是其近似值，该近似值与真值的差称为测量误差。因此，在实验过程中，除了要选用合适的仪器和正确的操作方法外，还要学会科学地处理实验数据，使实验结果与理论值尽可能接近。因此，需要了解误差和有效数字的概念，掌握处理实验数据的正确的方法。

（一）测量中的误差

根据误差产生的来源，可将其分为系统误差、偶然误差和过失误差三类。

1. 系统误差

系统误差指在相同条件下对同一物理量进行多次测量时，误差的绝对值和符号均保持不变，当条件改变时，误差的绝对值和符号按一定规律变化。系统误差是由于测量工具误差、环境的影响、测量方法不完善及测量者生理和心理上的特点等造成的。系统误差主要分为方法误差、仪器误差、试剂误差和主观误差。

（1）方法误差是分析方法本身不够完善而造成的，如重量分析中由于沉淀溶解损失而产生的误差。

（2）仪器误差是由于仪器本身的缺陷造成的，如天平的两臂不等，砝码、滴定管等的不准确性等。

（3）试剂误差是指如果试剂不纯或所用的水不合规格，引入微量的待测组分或对测定有干扰的杂质而造成的误差。

（4）主观误差是由于测量者的主观原因造成的，如对终点颜色的辨别不同，有的人

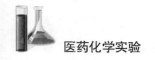

偏深，有的人偏浅。

可以看出，系统误差具有明显的规律，其大小、正负往往可以测定出来，若设法找出原因就可以采取办法消除或校正。如对所使用的仪器进行校正，对于试剂误差可以通过空白试验来校正等。

2. 偶然误差

偶然误差也称为随机误差，是由某些偶然因素造成的。这种误差多数情况下是由对测量值影响微小且相互独立的多种变化因素导致的综合结果。如实验条件的波动使测量仪器和测量对象发生微小变化等。偶然误差的大小正负都不恒定，在多次测量中服从统计规律分布。因此，为减少偶然误差，常采取适当增加测量次数，将多次测量值的平均值作为测量的结果。

3. 过失误差

过失误差是由于测量者粗心大意操作不正确造成的，如不按规程操作、加错药品、读错数据等。这种测量结果应该剔除。

4. 准确度和误差

准确度是指测定值与真实值之间的偏离程度，可以用误差来量度。测量误差有两种表示方法：绝对误差和相对误差。

$$绝对误差 = 测定值 - 真实值$$

$$相对误差 = 绝对误差/真实值 \times 100\%$$

常用相对误差表达测量结果的可靠程度，一般可以认为：误差越小，测量的值越准确。误差有正负之分，误差为正值，表示测定值大于真实值，及测定结果偏高；反之，结果偏低。

5. 精密度和偏差

精密度是指测量结果的再现性（重复性）。通常被测量的真实值很难准确知道，所以在实际工作中，在消除系统误差的前提下，测量值与真值往往相差不大，一般可用测量平均值来代替真实值。这时，单次测定的结果与平均值之间的偏离就称为偏差，用偏差代替测量误差。偏差有绝对偏差和相对偏差。

$$绝对偏差\ d = x_i - \bar{x}$$

$$相对偏差\ d_r = d/\bar{x} \times 100\% = (x_i - \bar{x})/\bar{x} \times 100\%$$

式中，$\bar{x}$ 为 n 次测定结果的平均值；x_i 为单项测定结果。

从上式可知绝对偏差和相对偏差只能用来衡量单项测定结果对平均值的偏离程度。为了更好地说明精密度，在一般分析工作中常用平均偏差（$\bar{d}$）表示。平均偏差是指单项测定值与平均值的偏差（取绝对值）之和，除以测定次数。即

$$平均偏差\ \bar{d} = (\sum_{i=1}^{n}|x_i - \bar{x}|)/n$$

$$相对平均偏差\overline{d_r}\% = \bar{d}/\bar{x} \times 100\% = (\sum_{i=1}^{n}|x_i - \bar{x}|)/n \times 100\%$$

$$标准偏差\ s = \sqrt{\sum_{i=1}^{n}(x_i - \bar{x})^2/(n-1)}$$

式中，n 为测量次数；$\bar{x}$ 为 n 次测量结果的平均值；x_i 为单项测定结果。

误差与偏差、准确度与精密度的含义不同，须加以区别。系统误差主要影响测定结果

的准确度，偶然误差主要影响测定结果的精密度。精密度高，准确度不一定高。要做到准确度高，必须有好的精密度为基础。只有校正系统误差，控制偶然误差，才能有利于测定结果的精密度既好准确度又高。

（二）实验数据的记录与有效数字

1. 实验数据记录

实验数据记录应符合以下要求：

（1）用钢笔或圆珠笔及时填写在原始记录表格中，切勿记在纸片或其他本子上再誊抄。

（2）填写记录内容真实、准确、完整，不得随意涂改。如数据记录错误改正时应在原数据上画一横线，再将正确数据填写在其上方，不得涂擦、挖补。

（3）对带数据自动记录和处理功能的仪器，将测试数据转抄在记录表上，并同时附上仪器记录纸。

（4）记录内容包括检测过程中出现的问题、异常现象及处理方法等说明。

2. 有效数字的基本概念

在化学实验中，经常要根据实验测得的数据进行化学计算。在测定实验数据时，应采用几位数字？在化学计算时，计算的结果应保留几位数字？要解决这些问题，必须了解有效数字的概念。

有效数字是指在分析工作中能测量到的有实际意义的数值，它包括所有的准确数字和最后一位可疑数字。有效数字不仅能表示数值的大小，还可以反映测量的准确程度。例如，一支 25 mL 的滴定管，其最小刻度为 0.1 mL，滴定消耗溶液体积为 20.97 mL，此数据中前三位是准确值，最后这个 7 是估读出来的数字，是可疑数字，记录时应保留。

（1）数字"0"具有双重意义。若作为普通数字使用，则"0"是有效数字；若作为定位用，则不是有效数字。例如：0.32、0.032 和 0.0032 均为两位有效位数，0.320 为三位有效位数，10.00 为四位有效位数，12.490 为五位有效位数。

（2）改变单位不改变有效数字的位数。如滴定管读数记录为 21.00 mL，若用升表示则是 0.02100 L，仍然是四位有效数字。

（3）非连续型数值：（如个数、分数、倍数）是没有欠准数字的，其有效位数可视为无限多位。例如：H_2SO_4 中的 2 和 4 是个数。常数 π 和系数如 $\sqrt{2}$ 等，具数值的有效位数可视为无限多位。每 1 mL ×× 滴定液（0.1 mol·L^{-1}）中的 0.1 为名义浓度，规格项下的 0.3 g 或 "1 mL：25 mg" 中的 "0.3"、"1"、"25" 均为标示量，其有效位数也为无限多位。即在计算中，其有效位数应根据其他数值的最少有效位数而定。

（4）pH 值等对数值，其有效位数是由其小数点后的位数决定的，其整数部分只表明其真数的乘方次数。如：pH = 11.26（$[H^+] = 5.5 \times 10^{-12} mol·L^{-1}$），其有效数字只有两位。

（5）有效数字的首位数字为 8 或 9 时，其有效位数可以多计一位。例如：85% 与 115%，都可以看成是三位有效数字；99.0% 与 101.0% 都可以看成是四位有效数字。

3. 数据的运算规则

（1）当数据相加减时，其结果的小数点后保留位数与各数中小数点后位数最少者相同。

（2）当各数相乘、除时，其结果的小数点后保留位数与各数中有效数字位数最少者相同。

（3）尾数的取舍按"四舍六入五留双"原则处理，当尾数左边一个数为五，其右的数字不全为零时则进一，其右边全部数字为零时，以保留数的末位的奇偶决定进舍，奇进偶（含零）舍。

（4）数据的修约只能进行一次，计算过程中的中间结果不必修约。

4. 实验数据的处理

取得实验数据后，应以简明的方法表达出来，通常有列表法、作图法、计算机处理法等三种方法，可根据具体情况选择一种表达方法。

（1）列表法。在化学实验中，最常用的是函数表。将自变量与因变量一一对应排列成表格，以表示两者的关系。列表时应有完整而又简明的表名，在表名不足以说明表中数据含义时，则在表名或表格下面再附加说明，如获得数据的有关实验条件、数据来源等；表中数据有效数字位数应取舍适当一致，小数点应上下对齐，若为函数表，数据应按子表里递增或递减的顺序排列，以显示出因变量的变化规律，便于比较分析。

（2）作图法。作图法是在坐标纸上用图线表示物理量之间的关系，揭示物理量之间的联系。作图法既有简明、形象、直观、便于比较研究实验结果等优点，它是一种最常用的数据处理方法。

作图法的基本规则是：

1）根据函数关系选择适当的坐标纸（如直角坐标纸、单对数坐标纸、双对数坐标纸、极坐标纸等）和比例，画出坐标轴，标明物理量符号、单位和刻度值，并写明测试条件。

2）坐标的原点不一定是变量的零点，可根据测试范围加以选择。坐标分格最好使最低数字的一个单位可靠数与坐标最小分度相当。纵横坐标比例要恰当，以使图线居中。

3）描点和连线。根据测量数据，用直尺和笔尖使其函数对应的实验点准确地落在相应的位置。一张图纸上画上几条实验曲线时，每条图线应用不同的标记如"＋"、"×"、"·"、"Δ"等符号标出，以免混淆。连线时，要顾及数据点，使曲线呈光滑曲线（含直线），并使数据点均匀分布在曲线（直线）的两侧，且尽量贴近曲线。个别偏离过大的点要重新审核，属过失误差的应剔去。

4）标明图名，即做好实验图线后，应在图纸下方或空白的明显位置处，写上图的名称、作者和作图日期，有时还要附上简单的说明，如实验条件等，使读者一目了然。作图时，一般将纵轴代表的物理量写在前面，横轴代表的物理量写在后面，中间用"～"连接。

5）最后将图纸贴在实验报告的适当位置，便于教师批阅实验报告。

（3）计算机处理法。利用先进的计算机技术进行分析处理，例如大家熟悉的 Microsoft Excel、Origin 等系列软件就可以根据一套原始数据，在数据库、公式、函数、图表之间进行数据传递、链接和编辑等操作，从而对原始数据进行汇总列表、数据处理、统计计算、绘制图表、回归分析及验证等。

三、实验报告的撰写要求

1. 实验报告内容

实验报告是对每次实验的概括和总结，书写必须认真、实事求是。实验报告一般包括以下内容：

（1）实验题目、日期。

（2）实验目的。简述实验的目的和要求。

（3）实验原理。简述实验有关的基本原理、主要反应方程式及定量测定的方法原理等。

（4）实验材料和仪器设备。包括实验所需的试剂、仪器和主要设备名称。

（5）实验内容和步骤。实验内容是学生实际操作的简述，尽量用表格、框图、符号等形式，清晰、明了地表示实验内容。设计性及综合性实验要画出设计流程图，并附上必要的设计说明。

（6）实验现象、原始数据记录及处理。实验现象要表达正确，原始数据记录要完整。根据实验要求，实验时要一边测量，一边记录实验数据。先把实验数据记录在预习报告上，等到整理正式报告时再抄写到实验报告纸上，注意有效数字的表示。

（7）实验结果与讨论。对实验现象加以简明的解释，写出主要化学方程式。数据计算表达清晰。对实验中发现的问题，应运用已学过的知识提出自己的见解，以培养分析和解决问题的能力。定量分析实验要把通过实验所测量的数据与计算值加以比较，若误差很小（一般 5% 以下）就可认为是基本吻合的；若实验测量数据与事先的计算值不符或相差甚大，应找出误差来源等。

（8）回答思考问题。对实验后面的有关思考问题进行解答。

化学实验报告的书写格式没有固定的要求，可以根据实验类型的不同而不同，可根据不同的实验类型设计不同形式的报告，但必须条理清楚、文字简练、图表清晰准确。

2. 实验报告格式示例

（1）测定类实验报告（表 1-1）。

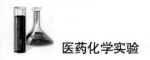

表1－1　测定类实验报告

实验题目						日期	
姓名		班级		组别		室温	

【实验目的】

【实验原理】

【实验结果与数据处理】
测定数据记录表

测定次数	1	2	3
初始读数			
终止读数			
平均值			
相对平均偏差			

【实验结论】

【问题和讨论】

（2）制备类实验报告（表1-2）。

表1-2 制备类实验报告

实验题目					日期	
姓名		班级		组别	室温	

【实验目的】

【实验装置】

【实验内容】

实验步骤	实验现象	解释和反应式
1.		
2.		
3.		

【实验结论】
产品外观：
产量：
产率：

【问题和讨论】

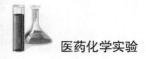

医药化学实验

（3）性质类实验报告（表1－3）。

表1－3　性质类实验报告

实验题目						日期	
姓名		班级		组别		室温	

【实验目的】

【实验仪器】

【实验结果】

实验项目　　　操作	现象	化学反应式及结论

【实验结论】

【问题和讨论】

四、实验常用仪器介绍

1. 常规仪器及使用方法（表1-4）

表1-4 常规仪器及使用方法

仪器图形与名称	主要用途	使用方法及注意事项
普通试管、离心试管	普通试管用作少量试剂溶解或反应的仪器，也可收集少量气体，离心试管还可用于沉淀分离	（1）可直接加热； （2）加热固体时，管口略向下倾斜，固体平铺在管底； （3）加热液体时，管口向上倾斜，与桌面成45°，液体量不超过容积的1/3，切忌管口向着人
烧杯	配制、浓缩、稀释溶液，也可作反应器、水浴加热器	（1）加热时垫石棉网； （2）反应液体不超过烧杯容量的2/3； （3）不可蒸干
烧瓶	用作加热或不加热条件下较多液体参加的反应容器	（1）平底烧瓶一般不作加热仪器； （2）圆底烧瓶加热要垫石棉网，或水浴加热
蒸馏烧瓶	作液体混合物的蒸馏或分馏，也可装配气体发生器	（1）加热要垫石棉网，或水浴加热； （2）液体加入量不宜超过容量的2/3
锥形瓶	分无塞、有塞，滴定用反应器，也可收集液体，组装反应容器	（1）盛放液体不宜过多，以免振荡时溅出； （2）加热要垫石棉网或水浴加热
集气瓶	收集气体，装配洗气瓶，气体反应器、固体在气体中燃烧的容器	（1）禁止加热； （2）作固体在气体中燃烧的容器时，要在瓶底加少量水或一层细沙
试管架	放置试管用	（1）加热后的试管稍冷却后用试管夹夹住悬放入架中； （2）试管不用时应洗干净倒置放置架中

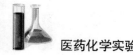

续表 1-4

仪器图形与名称	主要用途	使用方法及注意事项
试管夹	加热时夹持试管	（1）夹持试管上端部位； （2）拇指避免按在夹的活动部分； （3）从试管底部套上和取下试管夹
研钵	研磨固体药品，或通过研磨混匀固态物质	（1）禁止用作反应容器； （2）研磨药品时放入物质的量不宜超过容量的 1/3； （3）禁止研磨易爆易燃物质
坩埚钳	加热坩埚时，夹取坩埚和坩埚盖用	（1）放置时应令其头部朝上，以免沾污； （2）勿与化学药品接触，以免腐蚀； （3）夹高温物体时应预热
坩埚	用于灼烧固体使其反应	（1）可直火加热至高温，放在泥三角上，用坩埚钳夹取； （2）禁止骤冷
泥三角	用于承放坩埚，也可用于加热蒸发皿	（1）灼烧的泥三角避免滴上冷水，以免瓷管破裂； （2）灼热的泥三角避免直接置于桌面
铁架台 十字夹 铁夹 铁圈 铁架台	用于固定或放置反应容器。铁圈还可代替漏斗架使用	（1）仪器固定在铁架台上时，仪器和铁架的重心应落在铁架台底盘中部； （2）用铁夹夹持仪器时，应以仪器不能转动为宜，不能过紧过松
滴定架 滴定架 碱式滴定管 酸式滴定管 滴定架	滴定时夹持滴定管	（1）滴定夹一般为塑料制品，高度可调； （2）滴定管安装后要呈自然垂直状态； （3）滴定夹夹持滴定管中部位置
漏斗架	过滤时承接漏斗	（1）漏斗架一般为木制品，有可以上下移动的漏斗板； （2）承接漏斗时，高度可通过螺丝固定拧紧

续表 1 - 4

仪器图形与名称	主要用途	使用方法及注意事项
三脚架	放置较大或较重的加热容器	（1）高度固定，调整酒精灯位置，使酒精灯外焰刚好位于加热容器底部； （2）放置加热容器（除水浴锅外）应先放石棉网或泥三角
石棉网	加热玻璃器皿时，垫上石棉网，使物体均匀受热以防局部高温	（1）石棉脱落时不宜继续使用； （2）勿与水接触，勿卷折
干燥器	存放物品以免物品吸收水气	（1）放入的物品避免温度过高； （2）干燥器内的干燥剂需及时更换
洗瓶	常用来盛装蒸馏水，用于洗涤仪器和沉淀，用水量少而且效果好	（1）塑料洗瓶使用方便、卫生，故广泛使用； （2）洗瓶禁止加热，如需装热溶液，温度应小于60℃
毛刷	洗刷玻璃仪器	（1）洗涤时手持刷子的部位要合适； （2）要注意毛刷顶部竖毛的完整程度
药匙	药匙由牛角、瓷或塑料制成。拿取固体药品用	（1）药勺两端各有一勺、一大一小，根据用药量大小分别选用； （2）取用一种药品后，必须洗净，并用滤纸擦干后，才能取用另一种药品
酒精灯	作热源	（1）酒精用量应大于灯容积的 1/4，小于 2/3； （2）加热用外焰，熄灭用灯帽盖灭，禁止用嘴吹灭
表面皿	盖在烧杯上，防止液体迸溅或其他用途	（1）不可直火加热； （2）使用时凸面向下

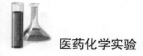

续表 1－4

仪器图形与名称	主要用途	使用方法及注意事项
蒸发皿	用于蒸发溶剂，浓缩溶液	（1）蒸发皿可直接加热，不可骤冷； （2）蒸发溶液时不能超过 2/3
滴瓶	盛放少量液体试剂或溶液，便于取用	（1）棕色瓶存放见光易分解或不稳定的物质； （2）滴管避免倒置； （3）滴管专用，不得弄乱，弄脏
试剂瓶	分广口和细口两种，有棕色和白色之分	（1）固体药品装入广口瓶中，而液体药品装在细口瓶中； （2）见光易分解的药品应装在棕色瓶中； （3）盛放碱性药品应用橡皮塞或塑料瓶； （4）试剂瓶禁止加热
漏斗 普通漏斗　无颈漏斗	过滤或向小口径容器注入液体	（1）漏斗下端紧靠烧杯内壁； （2）热过滤时用无颈漏斗
长颈漏斗	装配反应器	下端应插入液面以下，否则气体会从漏斗口跑掉
分液漏斗 梨形　球形	用于分离密度不同且互不相溶的液体，也可组装反应器，以随时加液体	（1）使用前先检查是否漏液； （2）放液时打开上盖或将塞上的凹槽对准上口小孔，上层液体从上口倒出，下层液体从下口放出； （3）烘箱干燥时需把活塞和盖塞取下，以免破裂或黏结
布氏漏斗和抽滤瓶	用于无机制备中晶体或沉淀的减压过滤（利用抽气管或真空泵降低抽滤瓶中压力来减压过滤）	（1）禁止直接加热； （2）滤纸略小于漏斗的内径，但要全部遮盖漏斗孔； （3）先开抽气，后过滤。过滤完毕，先断开抽气管与抽滤瓶的连结处，后关抽气

续表1-4

仪器图形与名称	主要用途	使用方法及注意事项
万用夹	夹持烧瓶和其他反应容器，固定在铁架台上	（1）固定烧瓶时夹在烧瓶口瓶颈处； （2）固定冷凝管时夹在中间位置
十字夹	将铁夹等固定在铁架台上	（1）固定在铁架台上时，螺栓缺口面向操作者，另一螺栓缺口朝上固定万用夹； （2）固定时松紧合适，避免用力过猛
泥三角	与移液管配套使用，用洗耳球吸取液体，或用洗耳球吹气	（1）用移液管吸取液体时，洗耳球慢慢放松，以免过快造成液体吸入洗耳球内； （2）勿直接吸取液体或水
点滴板	有黑色白色之分，用于观察反应	（1）白色点滴板用于有色沉淀反应，黑色用于观察白色、浅色沉淀反应； （2）也可用于观察pH试纸颜色变化

2. 计量仪器及使用方法（表1-5）

表1-5 计量仪器及使用方法

仪器图形与名称	主要用途	使用方法及注意事项
滴定管 酸式滴定管 碱式滴定管	中和滴定（也可用于其他滴定）的反应；可准确量取液体体积，酸式滴定管盛酸性、氧化性溶液，碱式滴定管盛碱性、非氧化性溶液	（1）用前验漏、洗净，装液前要用预装溶液润洗3次，读数到0.01 mL； （2）酸式管滴定时，用左手开启旋塞，碱式管用左手轻捏橡皮管内玻璃珠，溶液即可放出，碱式管要注意赶尽气泡； （3）酸管旋塞应涂凡士林，碱管下端橡皮管不能用洗液清洗； （4）酸管、碱管不能对调使用
量筒	粗量取液体体积	（1）无0刻度线，选合适规格减小误差，读数一般读到0.1 mL； （2）禁止加热，禁止用作实验（如溶解、稀释等）容器

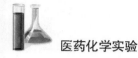

续表 1-5

仪器图形与名称	主要用途	使用方法及注意事项
量筒	用于准确配制一定物质的量浓度的溶液	（1）使用前检查是否漏水； （2）要在所标温度下使用； （3）加液体用玻璃棒引流； （4）凹液面与刻度线相切； （5）不宜长期存放溶液
称量瓶	准确称取一定量固体药品时用	（1）禁止加热； （2）盖子与瓶子是配套的，勿混配； （3）不用时应洗净，在磨口处垫上纸条
移液管、吸量管	精确移取一定体积的液体	（1）用前先用少量所移取液润洗3次； （2）将液体吸入，液面超过刻度，再用食指按住管口，轻轻转动放气，使液面降到刻度后，用食指按住管口，移往指定容器上，放开食指，使液体沿容器壁流下； （3）一般吸管残留的最后一滴液体不要吹出（完全流出式应吹出）
电子分析天平	精密称量质量	（1）药品禁止直接放在托盘上； （2）易潮解、腐蚀性药品放在称量瓶中称量
电子台秤	粗略称量质量	（1）药品禁止直接放在托盘上； （2）易潮解、腐蚀性药品置于烧杯或表面皿中称量

3. 标准磨口玻璃仪器（表1-6）

表1-6 标准磨口玻璃仪器

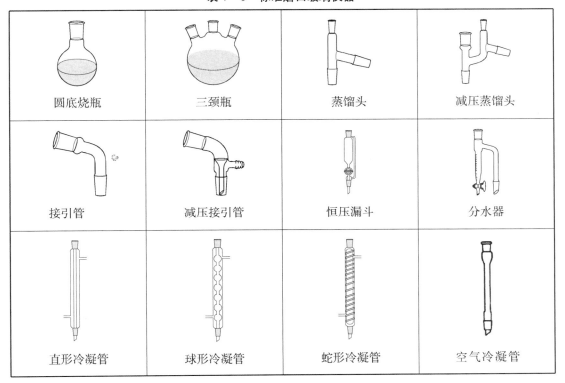

圆底烧瓶	三颈瓶	蒸馏头	减压蒸馏头
接引管	减压接引管	恒压漏斗	分水器
直形冷凝管	球形冷凝管	蛇形冷凝管	空气冷凝管

4. 微型玻璃仪器（表1-7）

表1-7 微型玻璃仪器

圆底烧瓶	蒸馏头	冷凝管
克莱森接头	微型蒸馏头	接引管
漏斗及玻璃钉	抽滤瓶	锥形瓶

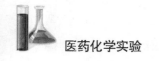

五、化学实验基本操作

（一）玻璃仪器的洗涤与干燥

在实验室中，洗涤玻璃仪器不仅是实验前的准备工作，也是一项技术性的工作。仪器洗涤是否符合要求，对实验结果有很大影响。洗涤玻璃仪器的方法很多，应根据污垢的性质选用适当的洗涤剂和洗涤方法。

1. 洗涤

（1）刷洗。用水和毛刷刷洗，洗去仪器上的灰尘、不溶性物质与可溶性物质。应注意避免使用秃顶的毛刷，也不能用力过猛，否则会戳破仪器。

（2）用去污粉、肥皂、合成洗涤剂洗。可以洗去油垢和有机物。若油垢和有机物仍洗不干净，可用热的碱液洗涤。

（3）用铬酸洗液洗。焦油状物质和碳化残渣等，用去污粉、肥皂、强酸或强碱常常洗刷不掉，这时可用铬酸洗液洗。带刻度的容量器皿如容量瓶、吸量管、滴定管等，为了保证容器的准确性不宜用刷子刷洗，可选用适当的洗液来洗。铬酸洗液呈深褐色，经多次作用变成绿色时即不能再用。铬酸洗液是强酸和强氧化剂，具腐蚀性，使用时应注意安全。

在使用铬酸洗涤前，应把仪器上的污物，尽可能刷洗净。然后缓缓倒入洗液，不断地转动仪器，让洗液充分润湿未洗净的地方，放置几分钟后，把多余的洗液倒回原来瓶中，然后加入少量水摇荡，把洗涤液倒入废液缸内，再用清水把仪器冲洗干净。

已洗净的仪器壁上应清澈透明，把仪器倒转过来，如果水即顺着仪器流下，器壁上只留下一层均匀的水膜，而不挂水珠，则表示仪器已干净。在精确的实验中，对实验仪器的要求较高，除一定要求器壁上不挂水珠外，还要用蒸馏水洗 2～3 次。但要注意节约，采取"少量多次"的原则。

铬酸洗液的配制方法：在台秤上称取研细的重铬酸钾 5 g 置于 250 mL 烧杯内，加水 20 mL，加热使其溶解，冷却后，再慢慢加入 80 mL 粗浓硫酸（注意：应边搅边加），配好的洗液应为深褐色。贮于磨口塞瓶中，密塞备用。使用时防止被水稀释。

2. 干燥

洗净的仪器如需干燥可以采取以下方法：

（1）晾干。不急用的、要求一般干燥的仪器可洗净后倒置在干净的实验柜内或仪器架上，任其自然晾干。

（2）烘干。洗净的仪器亦可放在电烘箱内烘干，温度控制在 105 ℃ 左右。烘前应把水倒干，从仪器上取下玻璃塞烘干，以免烘干后卡住而取不下来。

（3）烤干。烧杯、蒸发皿可以放在石棉网上用小火焙干；试管可直接在酒精灯的火焰上烤干，但试管口应稍向下倾斜，从底部烤起，无水珠时再把试管口向上，以便把水汽赶净。

（4）吹干。急用干燥的仪器或不能用烘干方法干燥的仪器可以吹干。先倒出水分，再用电吹风吹干，先冷风吹 1～2 min，再热风吹至干燥，最后再冷风吹干。

（二）化学试剂与溶液配制

1. 化学试剂的分级

根据药品中杂质含量的多少，我国把化学试剂分成 4 个等级（表 1 - 8）。

表 1 - 8　化学试剂的等级

等级	一级试剂 （保证试剂）	二级试剂 （分析试剂）	三级试剂 （化学纯试剂）	四级试剂 （实验试剂）
表示的符号	G. R.	A. R.	C. P.	L. R.
标签的颜色	绿色	红色	蓝色	黄色
应用	精密分析	一般分析	定性及化学制备	化学制备

使用时，应按照实验的具体要求来选用试剂，否则，不仅影响实验结果的准确，而且会造成经济上的浪费。

分装的试剂或配制的溶液均应贴上标签，写明试剂的名称、规格、浓度、日期，在标签外面涂一薄层蜡加以保护。

2. 固体试剂的取用

要用干净的药匙取用试剂。用过的药匙必须洗净擦干后才能再用，以免玷污试剂。试剂取出后立即盖紧瓶塞。

一般的固体试剂可以在台秤上用干净的称量纸来称量，具有腐蚀性或易潮解的固体则用表面皿或烧杯来称量。称量时应注意不要多取，已装入表面皿或烧杯中的多取的试剂，不能倒回原瓶，可放在指定容器中，供他人使用。有毒试剂应在教师指导下取用。

3. 液体试剂的取用

（1）滴瓶滴管的用法。滴瓶是盛液体试剂的常用容器（见常用仪器介绍）。从滴瓶中取用少量（少于 1 mL）液体试剂时，滴管胶头朝上，避免倒立，防止试剂流入橡皮帽导致试剂污染，同时滴放试剂于另一容器时，滴管不能触及容器壁（图 1 - 1）以免弄脏管尖，把杂质带回到试剂瓶中，以致污染全部试剂。滴管用毕随手放回滴瓶中，切忌将滴管插错滴瓶。

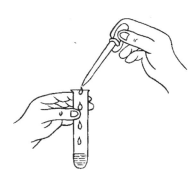

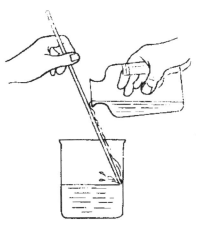

图 1 - 1　用滴管取用试剂的正确方法　　　图 1 - 2　从试剂瓶中取液体试剂

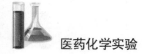

（2）小口试剂瓶的使用。取用小口瓶中的液体试剂时，先将瓶塞取下倒放在桌面上，不要弄脏。把试剂瓶上贴有标签的一面握在手心中，逐渐倾斜瓶子，倒出试剂。试剂应沿着洁净的玻璃棒注入烧杯或直接注入试管中（图1-2）。

定量取用时，可用量筒或移液管（用法见后）。多取的试剂不能倒回原瓶。

取用酸碱等腐蚀性的试剂时，应特别小心，不要让其滴到桌面或沾到皮肤或衣服上。万一触及皮肤，可用大量水冲洗，严重时立即就医。

浓氨水具有强烈刺激性，一旦吸入过量氨气，可能导致头晕或昏倒。氨水溅入眼睛，严重时可能造成失明。所以，在热天取用浓氨水时，要把瓶子浸在冷水中使氨水温度逐渐降低后，再开盖取用。

4. 化学试剂的配制

试剂配制一般是指固体试剂溶于水（或其他溶剂）配制成溶液，或把液体试剂（或浓溶液）加水稀释为所需要的稀溶液。对一些易溶于水而不易水解的固体试剂可采用直接水溶法，如 KNO_3、KCl、$NaCl$ 等。先算出所需固体试剂的量，用台秤或分析天平称出所需量，放入烧杯等容器中加少量蒸馏水溶解后（或加热促使其溶解），再稀释至所需的体积，混合均匀即可。对于液态试剂，可采用稀释法，如配制 HCl、H_2SO_4 等稀溶液，先算出所需液态试剂的体积，用量筒或移液管量取所需浓溶液的量，再用适量的蒸馏水稀释。配制硫酸溶液的时候需特别注意，应在不断搅拌下将浓硫酸缓缓倒入盛水的容器中，切不可颠倒操作顺序，摇匀冷却后转入试剂瓶。

（三）质量度量仪器及基本操作

1. 普通天平（电子台秤）的称量

在实验室中常用普通天平（电子台秤）粗略称量物体。电子台秤的最大称量有 1 000 g 和 500 g 等几种，能称准到 0.1 g。称量前，先接通电源开关，预热 5 min 后按"ON"键，读数显示不为零者先清零，然后将所称量的样品放在清洁、干燥的表面皿（或烧杯、称量纸）上进行称量，待显示数据稳定后读数，记录称量结果，轻按"OFF"键关闭天平，取出样品。

2. 电子分析天平与称量

电子分析天平是化学实验中用来称量的重要工具。它是一种最重可称到 100 g，最轻可称到万分之一克（即 0.1 mg）的等臂天平。电子分析天平最基本的功能是自动调零、自动校准、自动扣除空白和自动显示称量结果。

（1）基本结构。电子分析天平的结构设计一直在不断改进和提高，向着功能多、平衡快、体积小、重量轻和操作简便的趋势发展。但就其基本结构和称量原理而言，各种型号的都差不多。图1-3是单盘电子天平。

（2）使用方法。一般情况下，只使用开/关键、除皮/调零键和校准/调整键。使用时的操作步骤如下：

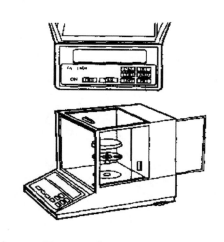

图1-3　电子分析天平

1）在使用前观察水平仪是否水平，若不水平，需调整水平调节螺旋。

2）接通电源，预热 30 min 后方可开启显示器。

3）轻按"ON"键，显示屏全亮，出现"±8888888"，约 2 s 后，显示天平的型号，然后是称量模式"0.0000g"。如果显示不是"0.0000 g"，则需按一下去皮键"TARE"。

4）将容器（或被称量物）轻轻放在秤盘上，轻轻关闭天平门，待显示数字稳定后，即可读数，并记录称量结果。若需清零、去皮重，轻按"TARE"键，显示消隐，随即出现全零状态，容器质量显示值已去除，即为去皮重；可继续在容器中加入药品进行称量，显示出的是药品的质量；当移走称量物后，就出现容器质量的负值。

5）称量完毕，取下被称物，按一下"OFF"键（如不久还要称量，可不拔掉电源），让天平处于待命状态；再次称量时按一下"ON"键就可使用。最后使用完毕，应拔下电源插头，盖上防尘罩。

（3）称量方法。

1）直接称量法。常用于称量器皿及在空气中性质稳定、不吸水的试样如金属、矿石等。如称量空称量瓶。取一洁净纸条用左手夹取已使用台秤粗略称量过质量的称量瓶轻放于天平盘中央，待读数稳定后，即可记录质量，此为称量瓶质量。

2）固定质量称量法。当称取指定质量的试样时常用此法。称量时用洁净器皿，如表面皿等。被称试样应是粉碎的且在空气中稳定而不易吸水的物质。

3）差减称量法。在需要称取一定质量范围的试样或标定用的基准物质，并且所称物质容易吸水、易氧化或易与二氧化碳反应时，宜用此法。称量时宜用称量瓶。称前，应将称量瓶洗干净，在 105℃烘干，放入干燥器内冷却。从干燥器中用干净的长纸条套住称量瓶后取出，用纸片夹住称量瓶盖柄，打开瓶盖（注意手指不要直接接触称量瓶和瓶盖），用角匙加入适量试样，盖上瓶盖（图 1-4A）。把盛有样品的称量瓶放在天平

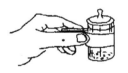
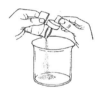

A. 称量瓶的拿取　　　B. 取出样品

图 1-4　称量瓶的操作

称盘中，称出称量瓶与试样的总质量。按"TARE"键去皮后取出称量瓶，在烧杯上方倾斜着打开瓶盖，用瓶盖轻轻敲打瓶口，使样品慢慢落入烧杯中（图 1-4B）。当倾出的样品已接近所需的量时，慢慢将称量瓶竖起，轻敲瓶口，使附在瓶口内壁的试样落回称量瓶中，盖好瓶盖，再放到天平上称量。电子天平显示屏幕上显示的绝对值即是倾倒入小烧杯中的样品质量数。按上述方法连续递减，可称量多份试样。有时一次很难得到符合质量范围要求的试样，可重复上述称量操作。

（4）分析天平的使用规则。分析天平是一种精密而贵重的仪器，为了爱护公用财产并使称量获得准确的结果，使用时应遵守下列各项规则：

1）在天平盘上放置或取下物品、砝码时，都必须小心，轻放轻取。在称量时，必须把天平门关好。

2）热的物体不能放在天平盘上称量，因为天平盘附近空气受热膨胀上升的气流将使称量的结果不准确。应将热的物体放在干燥器内冷却至室温后再进行称量。

3）具有腐蚀性蒸汽或吸湿性的物体，必须放在密闭容器内称量。

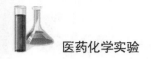

4）为了减少称量误差，在做同一实验时，所有称量要使用同一台天平。

称量完毕后，应检查天平是否处于水平状态，用小毛扫将天平灰尘扫除干净，然后用罩布将天平罩好。

（四）量筒和量杯的用法

量筒和量杯是化学实验室最普通的玻璃仪器（图1－5A、1－5B），主要用来量取一定体积的液体，它的外壁上刻有以毫升为单位的刻度。用量筒从试剂瓶量取液体试剂时，先将瓶塞取下，倒放在桌上，再用右手持试剂瓶（瓶的标签向手心，以免试剂流出瓶外时毁损标签），左手持量筒并以拇指指示所需体积的刻度，瓶口轻靠量筒上口边缘，慢慢注入试剂，如不慎倒入过多的试剂，请转给其他同学或弃去废液桶，切勿倒回原瓶，以免污染试剂或改变试剂的浓度。试剂取用后，应立即将瓶口塞好（不得盖错），放回原处。把液体倒入量筒后，液面形成一个凹面。要读液面的正确刻度必须使眼睛的视线和量筒内的弯月面的最低点保持在同一水平面上（图1－5C）。

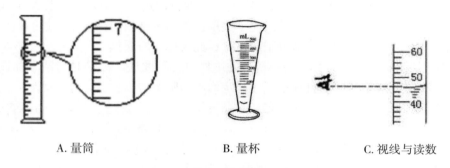

A. 量筒 B. 量杯 C. 视线与读数

图1－5 量筒、量杯及其读数方法

在做某些不需准确地量取液体体积的实验时，不必每次都用量筒。可以根据在日常操作中积累的经验来估量液体的体积。如普通大试管是20 mL，则4 mL液体占试管总体积容量的1/5。又如滴管每滴出20滴约为1 mL，可以用计算滴数的方法估计所取试剂的体积。

（五）滴定分析仪器的用法

1. 滴定管

滴定管是一细长的带刻度玻璃管，可准确测量滴定时所消耗试剂的体积。常用滴定管的容积一般为25 mL或50 mL。滴定管分为酸式和碱式两种。酸式滴定管下端具有玻璃旋塞，碱式滴定管下端连接一软橡皮管，内有一玻璃珠，以控制溶液的流速，橡皮管的下端再连一尖嘴玻璃管，液体便可以从滴定管中流出（图1－6）。

酸式滴定管可用以盛放酸、氧化剂、还原剂、$AgNO_3$及EDTA等溶液，不可盛放碱液。因碱能腐蚀玻璃塞，影响活塞转动。相反地，碱式滴定管可盛放碱或无氧化性溶液，但不可盛放能与橡皮起作用的溶液，如$KMnO_4$、I_2、$AgNO_3$溶液等。

（1）洗涤。无明显油污的滴定管，可直接用自来水冲洗。若有油污，用铬酸洗液洗涤。洗涤时先关闭活塞，倒入10～15 mL洗

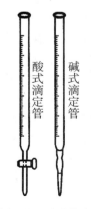

图1－6 酸碱滴定管

液于滴定管中，两手平端滴定管，并不断转动，直至洗液布满全管为止。然后打开活塞，将洗液放回原瓶中。若油污严重，可倒入温洗液浸泡一段时间。用洗液洗过的滴定管，先用自来水冲洗，再用少量蒸馏水润洗 2～3 次。洗净的滴定管，内壁应完全被水润湿而不挂水珠。

碱式滴定管的洗涤方法同上，但要注意铬酸洗液不能直接接触橡皮管。为此可将碱式滴定管倒立于装有铬酸洗液的玻璃槽中浸泡，或用橡皮管接于水泵上。轻捏玻璃珠，将洗液徐徐抽至近橡皮管处，让洗液浸泡一段时间后，再把洗液放回原瓶中，然后用自来水冲洗，蒸馏水润洗 2～3 次。

（2）验漏。将已洗净的滴定管装满蒸馏水，直立于滴定管夹上，观察 2 min 如无水滴滴下，缝隙中亦无水渗出，然后将活塞转动 180°，再观察 2 min，也无水滴滴下，缝隙中也无水渗出，表示滴定管不漏水，即可使用。

若酸式滴定管漏水，可按下法处理：倒出滴定管中的水，把滴定管平放在桌面上，取下玻璃活塞，用滤纸或纱布擦拭干净活塞及活塞槽，用手指粘少许凡士林涂在活塞的两头，不要涂到中间有孔处以免凡士林堵住活塞孔。把活塞插入活塞槽内，反复转动活塞数次，从外观上观察活塞与活塞槽接触的地方是否呈透明状态，转动是否灵活，再次检查活塞是否漏水（图 1-7）。如不合要求则需重新涂凡士林。

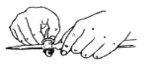 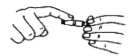 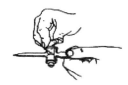

A.擦干活塞槽 B.活塞涂凡士林 C.旋转活塞至透明

图 1-7 酸式滴定管活塞涂凡士林

若碱式滴定管漏水，可将橡皮管中的玻璃珠转动一下，或者略微向上推或向下移动一点。这样处理后仍然漏水，则需更换玻璃珠或橡皮管。

（3）装液。为使装入滴定管的溶液不被滴定管内壁的水稀释，先用待装溶液润洗滴定管。注入待装溶液 5～6 mL，用手平端滴定管，慢慢转动，使溶液流遍全管，打开滴定管的活塞，使溶液从管下端流出。如此润洗 2～3 次后，方可装入待装溶液。溶液直接由试剂瓶注入滴定管，禁止经过漏斗等其他容器。

溶液装入滴定管后，应检查活塞部分或橡皮管内有无气泡。如有气泡，应予排除。排气泡方法，酸式滴定管可转动活塞，使溶液冲下将气泡排出；碱式滴定管则可将橡皮管向上弯曲，并用力挤捏玻璃珠所在处两侧橡皮管，使溶液从管嘴处喷出，气泡即可排除（图 1-8）。

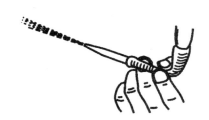

气泡排除后，加入标准溶液至"0.00"刻度以上，再转动活塞或挤捏玻珠，把液面调节"0.00"刻度处。

图 1-8 碱式滴定管排气泡方法

（4）滴定管的读数。由于附着力等的作用，滴定管的液面呈弯月形。读数时应使眼睛和液面处于同一水平

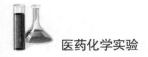

上。对于无色溶液，弯月面比较清晰，读数就是读弯月面最低点的位置（图1-9）。

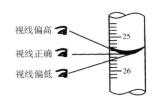

图1-9　读数时视线的位置

为了正确读数应遵守下列规则：

1）装入或放出标准溶液后，等1 min左右，使附着在内壁上的溶液流下后再读数。

2）如为有色溶液，弯月面不清晰时，以液面最高点为读数标准。

3）有的滴定管刻度背面有一道"蓝带"，无色溶液装在这种滴定管中有两个弯月面相交于滴定管蓝线的某一点，读数时应与此点在同一水平上。如为有色溶液，应使视线与液面两侧的最高点相切。

4）滴定时最好每次都从"0.00"刻度开始，或从接近"0.00"的任一刻度开始，这样可固定在某一段体积范围内滴定，减少体积误差，读数必须准确到小数点后两位。

（5）滴定操作。使用酸式滴定管时，将滴定管固定在滴定管夹上，通常夹在右边时，活塞柄向右（即向外），用左手控制活塞，即左手从中间向右伸出，拇指在管前，食指及中指在管后，三指平行轻轻拿住活塞柄，无名指及小指向手心弯曲，食指及中指由下向上各顶住活塞柄一端，拇指在上面配合动作。在转动时，中指及食指应微微弯曲，轻轻向左（即向里）扣住，这样既容易操作又可防止把活塞顶出（图1-10）。为了能自如地控制放出溶液的量，应熟练掌握旋转活塞的方法。做到只将活塞转动微小角度，让活塞孔只开放很小一点。关闭时，只要向回旋转一极小角度，即可完全关闭。不要旋转过快或过大，注意手握空拳，手心不要向外顶，以免将活塞顶出，慢慢打开活塞。并可根据需要使孔打开的程度不同，以控制溶液的流速（图1-11）。

图1-10　酸式滴定管操作方法

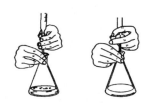

图1-11　酸式滴定管的两手操作姿势

使用碱式滴定管时，左手拇指在前，食指在后，捏住橡皮管中玻璃珠所在部位稍上一点的地方，拇指及食指向外（即向右）轻轻挤捏橡皮管，使在玻璃珠旁形成空隙，也可向里（即向左）挤捏橡皮管。切忌捏玻璃珠以下的地方，否则会有空气进入形成气泡。

滴定一般在锥形瓶中进行，滴定管下端伸入瓶口约1 cm，必要时也可在烧杯中进行。左手按前述方法操作滴定管，右手前三指拿住锥形瓶颈部，边滴边摇动锥瓶，摇时以同一方向（顺时针方向）作圆周运动。在整个滴定过程中，左手不能离开活塞任溶液自流。摇动锥瓶时要注意勿使瓶口碰撞滴定管口。滴定速度不能过快，一般应控制在 $10 \text{ mL} \cdot \text{min}^{-1}$，即3～4滴/秒。注意观察标准溶液的滴落点。一般在滴定开始时因离终点很远，滴下时无可见变化。当滴定接近终点时，滴落点周围出现暂时性颜色变化。随着终点愈来愈近，颜色变化比较明显，而且常常要摇动一两下后颜色变化才消失。在临近终点时，就改为滴一滴摇几下。这时，用洗瓶吹洗锥瓶内壁，边洗边绕圈转动锥形瓶以洗下内壁上的溶液，切忌用水过多，洗落即可。再改为半滴半滴地加入，摇动锥形瓶，如此滴定至刚出现终点时应有颜色，而在 30 s 内不消失时为止。

滴定完毕，倒去管内剩余的溶液。用自来水冲洗数次，倒立夹在滴定管架上。

2．移液管与吸量管

移液管是中间有一膨大部分（称为球部）的
玻璃管（图 1 - 12A），供准确移取一定体积的液体
之用。球部上、下为较细的管颈，下部管尖端为出
口，管颈上部刻有一标线，球部刻有体积和温度，
常用的有 5 mL、10 mL、25 mL、50 mL 等规格。

吸量管是具有分刻度的玻璃管（图 1 -
12B），供准确量取少量液体之用。常用的有 1
mL、2 mL、5 mL、10 mL 等规格。

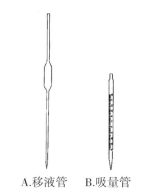

移液管和吸量管的洗涤应严格强调不挂水
珠，以免影响所量取液体的体积。除按一般玻璃
仪器洗涤外（即铬酸洗液浸洗、自来水冲洗、蒸
馏水润洗），使用前须用所吸取液体润洗 2～3 次，确保所吸取液体浓度不变。

A.移液管　B.吸量管

图 1 - 12　移液管和吸量管

使用移液管时，用右手的大拇指和中指夹持住
管颈标线上方，将管尖插入待取液体液面之下约
1 cm 处，左手拿洗耳球，先挤出球内空气，然后将
球的尖端插入移液管上口，缓慢松开左手将液体吸
入管内至液面超过管颈标线，移去洗耳球后立即用
右手食指按住管口使管中液体不致流出。将已吸满
液体的移液管提高到与眼睛在同一水平线上（左手
拿着容器跟着上升，使管尖不脱离容器），稍松食
指，使管内液体沿容器壁流至弯月面最低点刚好与
标线重合，立即紧按管口，提起移液管，将管中液

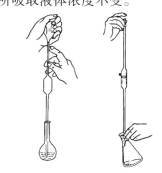

图 1 - 13　吸取和放出溶液的操作

体放入到另一容器中。放液时，管尖与容器内壁接触，管身则应垂直向下，承接容器略加
倾斜，松开食指，让管内液体沿壁流下（图 1 - 13），停留 15 s 后取出移液管即可。

用吸量管吸取溶液时，与移液管的操作大体相同。但吸量管上常常标有"吹"字，
使用时管尖部残留的溶液必须吹出，不允许保留。

注意事项：①吸液时，移液管（或吸量管）插入液面下的部分不可太深，以免管的
外壁黏附的液体太多，也不能太浅，防止空气突然吸入管中，而把液体吸进洗耳球。更不
能把管尖直接搁在盛液容器底面上，因为这样不仅液体不易吸上来，且易碰损管尖。②移
液管（或吸量管）上端管口部分及右手食指，均应保持干燥，不要被水或液体打湿，否
则放液时不能自如地控制液面下降。

3．容量瓶

容量瓶是用来精确配制一定体积溶液的量器，它是一个具有长瓶颈的平底玻璃瓶，带
有磨口塞子（图 1 - 14）。有多种容量规格，常用的有 100 mL、250 mL、500 mL 等。颈上
有标线，瓶上标有容积和温度，表示在所指温度下（一般为 20 ℃）当液体充满到标线
时，液体体积恰好与瓶上所注明的体积相等，容量瓶的洗涤与滴定管洗涤相同。

容量瓶在使用前应先检查是否漏水。检查的方法：瓶中注入自来水至标线附近，盖好塞子，左手按住塞子，右手拿住瓶底，如图 1-15A 所示，将瓶倒立片刻，观察瓶塞周围有无漏水现象。如不漏水，将容量瓶直立，瓶塞旋转 180°，再将瓶倒立片刻，观察，如仍不漏水方可使用。

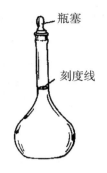

图 1-14　容量瓶

如用固体物质配制溶液，应先将固体物质在烧杯中溶解后，再把溶液转移入容量瓶中，操作如图 1-15B～D 所示。烧杯用蒸馏水洗涤 3～4 次，洗涤液一并移入容量瓶中。当溶液约加至容积的 3/4 时，应将容量瓶摇晃作初步混匀，然后稀释至刻度，盖好瓶塞，左手大拇指在前，中指无名指及小指在后拿住瓶颈标线以上部分，而用食指压住瓶塞，用右手指尖顶住瓶底边缘部，不断转动，待气泡上升至顶部时，再倒转摇动，如此反复几次，使溶液充分混合均匀。

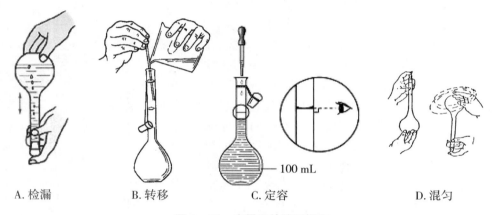

A. 检漏　　　　B. 转移　　　　C. 定容　　　　D. 混匀

图 1-15　容量瓶的使用操作

容量瓶中只盛入溶质已溶解的溶液。容量瓶不能加热，热溶液应冷至室温后，才能移入容量瓶中，否则会造成体积误差。将溶液移入容量瓶时，必须使液体弯月面的下缘最低点与标线相切为止。观察时，视线必须与标线在同一水平线上。

装有碱液如 NaOH 的容量瓶，不可使用玻璃塞，装 $KMnO_4$、$AgNO_3$、I_2 溶液的容量瓶，不可使用橡皮塞和软木塞，以免侵蚀。

（六）干燥器的使用

干燥器是一具有磨口盖子的厚质玻璃器皿，用以保干某些物质。盖与器体的磨口接合部涂有一层薄的凡士林，使之能与盖子密合，避免漏气，以便盖上盖子后外界水汽不能进入。

干燥器内有一块有孔瓷板，将它分为上下两层。下层放干燥剂，如无水氯化钙、浓 H_2SO_4、硅胶等。所放干燥剂的量要合适，否则会玷污被干燥物品的底部，有孔瓷板上放置被干燥的物质，如称量瓶等。

移动干燥器时应小心，用两手平端上沿磨口处，并以两手的大拇指按住盖子，以防盖子滑落。开启干燥器时，应一手扶住干燥器，另一手握住盖子上的手柄，稍稍用力将盖子向水平方向缓缓平推挪开，而不能使劲拨开或揭开（图1-16）。取出物品后，按同样方法盖严（使盖子磨口边与干燥器吻合）；放下盖子时必须将其斜靠在干燥器旁，谨防滑动。

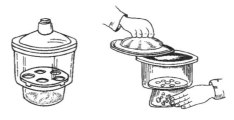

图1-16 干燥器及其使用方法

热的物体应冷却到略高于室温时，再移入干燥器内，放入后，在短时间内再把盖子打开一两次，以免以后盖子打不开。干燥器洗涤过后，要吹干或风干，切勿使用加热或烘干的方法去除水汽。长期存放物品或在冬天，磨口上的凡士林可能凝固而难以打开，可以用热湿的毛巾或电吹风温热一下干燥器的边缘，使凡士林熔化再打开盖。

（七）酒精灯和温度计的使用

1. 酒精灯

酒精灯是实验室中最常用的加热灯具。加热温度一般在400～500 ℃。使用酒精灯前，先要检查灯芯，如果灯芯顶端不平或已烧焦，需要剪去少许使其平整；然后检查灯中酒精的体积，当灯中酒精的体积少于1/4时需添加酒精。添加酒精时一定要先将火熄灭，添加的量不超过酒精灯容积的2/3为宜。在使用酒精灯时应用燃着的火柴或木条来引燃，绝对禁止用酒精灯引燃另一盏酒精灯。酒精灯灯焰分外焰、内焰和焰心三部分，在给物质加热时，应用外焰加热，因为外焰温度最高。用完酒精灯后，必须用灯帽盖灭，不可用嘴去吹灭，否则可能将火焰沿灯颈压入灯内，引起着火或爆炸。长期不用的酒精灯，在第一次使用时应先打开灯罩，提起灯芯瓷套管，用洗耳球或嘴轻轻地向灯内吹一下，以赶走其中聚集的酒精蒸气，以免发生事故。因为酒精易挥发，易燃，使用酒精灯时必须注意安全。万一洒出的酒精在灯外燃烧，不要慌张，可用湿抹布盖上扑灭即可。

2. 温度计

温度计一般是用玻璃制作的，下端是一个水银球，上面是一根内径均匀的毛细管（厚壁），管壁上刻有表示温度的刻度。

温度计有100 ℃、250 ℃、300 ℃、360 ℃等几种规格，根据不同的实验要求选用高于所需温度的温度计。例如，反应温度是210 ℃，则应选用250 ℃的温度计。

测量正在加热的液体的温度时，最好把温度计悬挂起来，使水银完全浸没在液体中，并使温度计处于液体的适中位置，而不要靠在容器的底部或器壁上。

用于各种蒸馏操作或进行沸点，熔点测定的温度计在各种仪器中所处的位置有一定的严格要求，具体情况将在各实验中介绍。

温度计不能用作搅拌，刚测量过高温度物体的温度计，不能立即用冷水冲洗，以免水银球炸裂。温度计也要轻拿轻放，以免打碎。一旦打碎洒出水银，要立即用硫黄粉覆盖。

（八）加热与冷却

实验室加热的方法可分为直接加热和间接加热两种。

1. 直接加热

（1）酒精灯。用酒精灯作为热源时，反应容器（如烧杯、烧瓶等）应放在铁环（或三脚架）支持的石棉铁丝网上加热，容器外壁一定要拭干。切勿直火加热。

（2）电炉。用电炉作热源是一种常用的方法，烧瓶与电炉间保持一定距离，并加石

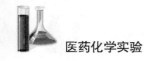

棉网或铁丝网，间歇加热多用调压变压器控制温度。

直接加热多数用在以水为介质的反应，或以水为溶剂的结晶操作。

瓷质器皿（如蒸发皿）和试管可以在灯焰上直接加热。加热试管时应注意下列各点：

（1）加热前，试管外壁务必拭干水珠，否则试管容易破裂，液体量不能超过试管高度的1/3。试管用试管夹夹住，以免烫手。

（2）加热液体时，试管应稍倾斜，管口向上，管口不能对着别人或自己，以免溶液在煮沸时溅到脸上，造成烫伤。

（3）加热时，应使管内液体各部分受热均匀，先加热液体的中部，再慢慢往下移动，然后不时地上下来回移动。不要集中加热某一部位，否则易造成局部急剧沸腾而喷溅。

加热玻璃器皿一般不用火焰直接加热，容易受热不均导致玻璃器皿破裂，而且由于局部过热的结果，可能发生物质的分解或变化。易燃性液体如乙醚、酒精更切忌直火加热。

2. 间接加热

（1）水浴。若加热不超过100 ℃时，则可用水浴加热法。取一个烧杯，内置清水，放在石棉网上加热至需要的温度或至沸腾，然后将试管或烧瓶（注意不让瓶底接触到水浴底）放在热水或沸水中加热（也可用金属水浴锅，内置清水，直火加热成水浴）。但应注意：由于不可避免的散热，反应器皿中液体的温度，总是稍低于水浴温度。

（2）油浴（或石蜡浴）。若欲加热至100 ℃以上时，通常用油浴加热，但温度不要超过250 ℃，因为温度过高，油将分解而强烈地发烟，为了控制油浴内的温度，一般总是挂一支温度计在油浴中以便于观察。

（3）沙浴。为了加热至100 ℃以上，有时也常用沙浴（一般用铁盆装沙），但沙浴的温度较难控制。

3. 冷却

当放热反应进行时，常产生大量的热，可引起挥发性物质的损失，或引起物质分解，或副反应的发生，因此必须设法降低温度，最简单的方法就是将容器不时浸入冷水或冰水中。

要冷却到室温，一般用冷水冷却；如果需要冷却至0 ℃左右，一般用冰水混合物冷却；如果需要冷却到0 ℃以下时，可用冰和盐的混合剂，如1份食盐和3份碎冰的混合物可达 -21 ℃；在没有冰的情况下，要冷却到 -15 ℃左右，可用 NH_4Cl 或 NH_4NO_3 溶解于水中而获得（3份 NH_4Cl 溶于10份水中或3份 NH_4NO_3 溶于5份水中）。

（九）溶解、蒸发、结晶（重结晶）和固液分离

1. 固体的溶解

固体的溶解要选择合适的溶剂及用量。根据溶剂选择适当的装置制备热的饱和溶液。一般情况下，如用水做溶剂，可将待溶解的固体放入烧杯或锥形瓶中，加入比计算量略少的水，在石棉网上加热，搅拌可以加速溶解的过程。用玻璃棒搅拌时，用力不要过猛，以免溶液溅出。玻璃棒不要碰到容器壁和容器底部，以免发出声响。如果固体颗粒太大，应预先研细，不能用玻璃棒捣碎容器底部的固体；若用有机溶剂，要安装回流装置（图1-17）。在圆底烧瓶上垂直装上冷凝管，冷却水自下而上流动，则组成一套回流装置。在水浴或油浴下加热至沸腾，如有固体未溶解，则在保持沸腾的状态下逐渐添加溶剂至固体恰好溶解，然后再多加约20%的溶剂。该装置也常用于有机化学的合成反应或用于较长时间加热提取有机物的实验，其目的是不使反应物或溶剂的蒸气逸出。回流加热前须记住加入沸石。

2. 蒸发与结晶（重结晶）

当溶液很稀而制备的物质的溶解度又较大时，为了能从中析出该物质的晶体，则必须通过加热，使水分不断蒸发，溶液不断浓缩，蒸发到一定程度后冷却即可析出晶体。当物质的溶解度较大时，必须蒸发到溶液表面出现晶膜时停止；当物质的溶解度较小或高温时的溶解度较大而室温时溶解度较小，此时不必蒸发到液面出现晶膜即可冷却。

蒸发是在蒸发皿中进行的。蒸发皿的表面积较大，有利于加快蒸发速率，蒸发皿盛放液体的量不要超过其容量的2/3，以防液体溅出，如果液体量较多，蒸发皿一次盛不下，可以随水分的蒸发而逐渐添加液体。注意不要使蒸发皿骤冷，以免炸裂。

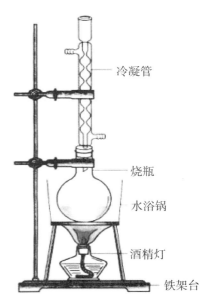

图 1-17　常压加热回流装置

析出晶体颗粒大小与外界条件有关。较浓的热溶液迅速冷却。析出的晶体就细小，较稀的热溶液缓慢冷却，就得到较大颗粒的结晶。搅拌溶液，摩擦器壁和静置溶液，可以得到不同的效果，前者有利于细晶体的生成，后者有利于大晶体的生成，特别是加入一小粒晶种时，更是如此。从纯度来说，细晶体的快速生成有利于制备物的纯度提高。因为它不易裹入母液或别的杂质。而大晶体的慢速生成，则不利于纯度的提高。如果经过一次结晶所得到的物质的纯度仍不合乎要求时，可以重新加尽可能少的溶剂，进行第二次结晶或进行多次结晶，物质纯度就可进一步提高。这种多次结晶的操作过程称为重结晶。

重结晶的一般过程如下：

选择溶剂→溶解样品→除去杂质→ 晶体析出→晶体收集与洗涤→ 晶体干燥。

（1）选择溶剂。在进行重结晶时，选择理想的溶剂是一个关键。理想的溶剂必须具备下列条件：①不与被提纯物质起化学反应。②在较高温度时能溶解多量的被提纯物质；而在室温或更低温度时，只能溶解很少量的该种物质。③对杂质溶解非常大或者非常小（前一种情况是要使杂质留在母液中不随被提纯物晶体一同析出，后一种情况是使杂质在热过滤的时候被滤去）。④容易挥发（溶剂的沸点较低），易与结晶分离除去。⑤能给出较好的晶体。⑥无毒或毒性很小，价廉易得，便于回收。

在具体选择时经常采用以下试验的方法选择合适的溶剂：取 0.1 g 目标物质于一小试管中，滴加约 1 mL 溶剂，加热至沸腾。若完全溶解，且冷却后能析出大量晶体，这种溶剂一般认为适用。如样品在冷或热时，都能溶于 1 mL 溶剂中，则这种溶剂不合用。若样品不溶于 1 mL 沸腾溶剂中，再分批加入溶剂，每次加入 0.5 mL，并加热至沸腾。如总共用至 3 mL 热溶剂，而样品仍未溶解，这种溶剂也不适用。若样品溶于 3 mL 以内的热溶剂中，冷却后仍无结晶析出，这种溶剂也不适用。

（2）溶解样品。确定重结晶溶剂后，为减少目标物遗留在母液中造成的损失，在溶剂的沸腾温度下溶解混合物，并使之饱和。为此将混合物置于烧瓶中，滴加溶剂，加热到沸

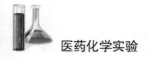

腾。不断滴加溶剂并保持微沸，直到混合物恰好溶解。然后再多加约20%的溶剂，避免在热过滤时因溶剂挥发和温度下降导致在漏斗中析出结晶。

（3）除去杂质。热溶液中若还含有不溶物，应在保温漏斗中使用短而粗的玻璃漏斗趁热过滤。过滤使用菊花形滤纸。若溶液中含有有色杂质，可待溶液稍冷后加入活性炭，煮沸5 min左右脱色，然后趁热过滤（切不可将活性炭加入沸腾的溶液中，以免爆沸冲料）。活性炭的用量一般为固体粗产物的1%～5%。

（4）晶体析出。将收集的热滤液静置缓缓冷却（一般要几小时后才能完全），不要急冷滤液，因为这样形成的结晶会很细、表面积大、吸附的杂质多。有时晶体不易析出，则可用玻棒摩擦器壁或加入少量该溶质的结晶，当溶液降至室温且析出大量结晶后，可进一步用冰水冷却或放置冰箱中冷却。如果不析出晶体而析出油状物，是因为热的饱和溶液的温度比被提纯的样品的熔点高或接近。油状物中含杂质较多，可搅拌至油状物消失，也可重新加热溶液至澄清后让其自然冷却至刚有油状物产生时，立即剧烈搅拌，使油状物分散。

（5）晶体收集与洗涤。通常采用减压过滤分离晶体和母液，具体操作参见"3. 过滤（2）过滤方法"。

（6）晶体干燥。纯化后的晶体，可根据实际情况采取自然晾干或烘箱烘干。

3. 过滤

过滤是使溶液和沉淀进行分离，它是化学实验中常用的操作之一。

（1）滤纸的折叠。一般过滤用玻璃漏斗，可选用普通定性滤纸，即直径为11 cm、12.5 cm等圆形滤纸，用时根据需要选择大小，不要在一般的过滤操作中使用层析用滤纸或定量用滤纸，以免造成浪费。

滤纸一般按四折法折叠。折叠时应先把手洗净，擦干，避免弄脏滤纸。应使滤纸和漏斗贴紧。如不贴紧，则会影响过滤速度。在折叠滤纸时应注意，有的漏斗的锥角略大于或略小于60°，折叠滤纸时要稍微放宽或缩小一些，以使折叠的滤纸的锥角也略大于或略小于60°，否则不能贴紧。

滤纸放入漏斗时应低于漏斗的边缘0.5～1 cm，不能超出漏斗边缘。为了使滤纸和漏斗内壁贴紧而无气泡，常在三层滤纸的外面两层折角处撕下一小块（此小块滤纸还可留作擦拭烧杯中残留的沉淀用）（图1-18），使三层滤纸的一边紧贴漏斗，用食指按住三层滤纸一边，用少量蒸馏水润湿滤纸，用玻棒轻压滤纸，赶走滤纸与漏斗壁间的气泡，这样既可加快过滤速度，又可避免部分滤液被滤纸吸收而造成损失。

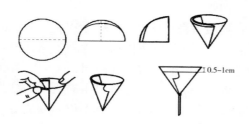

图1-18　滤纸的折叠与剪裁

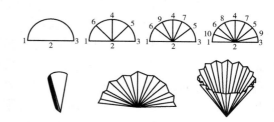

图1-19　菊花形滤纸的折叠顺序

若要加快过滤速率，滤纸可以折成菊花形（图1-19）。折叠方法是：先把圆形滤纸连续对折两次使其成1/4圆，再展开成半圆形，在1、4和3、4之间再对折，折痕是5和6；使1和5重合折出8，3和6重合折出7，在3、5和1、6之间对折得到9和10；在相邻折痕之间，从折痕的相反方向按照顺序对折一次，成一把小扇子。折好后把它展开，就成为菊花形滤纸。注意在折叠时尖端处不要用力折压，以免滤纸破损。使用前将折叠滤纸翻转并整理后放入漏斗中。

（2）过滤方法

1）常压过滤。将放好滤纸的漏斗放在漏斗架上，漏斗颈口长的一边紧贴承接滤液的烧杯内壁。

为了避免沉淀堵塞滤纸空隙，影响过滤的速度，多采用倾泻法过滤，即待烧杯中沉淀沉降以后，将清液倾入漏斗中，而不是一开始就将沉淀和溶液混合过滤。溶液应沿着玻璃棒流入漏斗中，而玻璃棒的下端对着滤纸三层厚的一边，并尽可能接近滤纸，但不能接触滤纸。倾入的溶液一般只充满滤纸的2/3或离滤纸上边缘约5 mm，以免少量沉淀因毛细作用越过滤纸上缘，造成损失（见图1-20）。

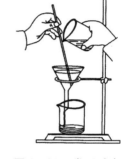

图1-20 常压过滤

暂停倾注时，应沿玻璃棒将烧杯嘴向上提起，使烧杯直立，决不能使烧杯嘴上的液滴流失，玻璃棒应放回原烧杯中，但不能靠在烧杯嘴处，以免沾有沉淀。倾泻完毕后，再用少量溶剂冲洗烧杯内壁，搅动混合液，倾入漏斗过滤。

2）减压过滤（抽气过滤）。为了加速把晶体从母液中分离出来，并使晶体抽吸得较干燥，一般采用布氏漏斗进行减压过滤。减压抽滤也称为吸滤或抽滤，其装置如图1-21所示，抽滤瓶的侧管接安全瓶，再和水泵相连。过滤前，将滤纸剪成直径略小于布氏漏斗内径的圆形，使得滤纸既不能折起贴在漏斗内壁上，又要把瓷孔全部盖没。在抽滤前必须用少量同一种溶剂把滤纸湿润，然后打开水泵将滤纸吸紧，防止固体在抽滤时沿滤纸边沿吸入瓶中，用玻棒将容器中液体和晶体分批倒入漏斗

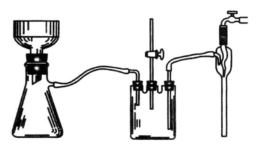

布氏漏斗和抽滤瓶　　　安全瓶　　　接自来水
　　　　　　　　　　　　　　　　　　　　　或抽气泵

图1-21 减压过滤装置

中，并用少量滤液洗出黏附于容器壁上的晶体，注意加入的溶液的量不要超过漏斗溶剂的2/3，直至将沉淀抽干。过滤完毕，先拔掉吸滤瓶上橡皮管或将安全瓶上的活塞打开接通大气，以免水倒流入抽滤瓶内，再关闭水泵。

布氏漏斗中的晶体要用纯溶剂洗涤，以除去附于结晶表面的母液，否则干燥后仍会使结晶玷污。重结晶时用同一溶剂进行洗涤，用量应尽量少，以减少溶解损失。洗涤时将抽气暂时停止，在晶体上加少量溶剂，用玻棒小心搅动，但不能使滤纸松动，使所有的晶体润湿，静置一会儿，待晶体均匀地被浸湿后再行抽气。为了过滤得快，抽气时用清洁的玻

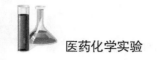

塞倒置在结晶的表面上并用力挤压。一般重复洗涤 1～2 次即可。

3）热过滤。用三角玻璃漏斗过滤热的饱和溶液时，常在漏斗中或其颈部析出结晶，使过滤发生困难。这时可用保温漏斗来过滤。保温漏斗是铜制的带夹层的漏斗，一边带有支管。夹层内可灌入热水，必要时可在支管处加热保温，但在过滤易燃的有机溶剂时，一定要熄灭火焰。普通三角漏斗的外壁要紧贴保温漏斗的内壁，再放入滤纸（一般是菊花形滤纸，以增大过滤速率）即可过滤，如图 1－22 所示。

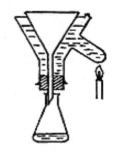

图 1－22　热过滤装置

过滤时，把热的饱和溶液分批逐渐倾入漏斗中，在漏斗中的液体不宜积得太多，以免析出晶体堵塞漏斗，也不要等滤液全部滤完再加。过滤过程中应保持溶液的温度，为此，必须将过滤的溶液继续用小火加热以防冷却。待所有溶液过滤完毕后，用少量热水洗涤原来装溶液的烧杯和滤纸，滤液一并收集。

4）离心分离法。少量溶液与沉淀的混合物可采用离心机进行离心分离，操作简单而迅速。将盛有沉淀和溶液的离心试管或小试管放入离心机套管内，为保持平衡，试管放在对称的位置。如果只有一个试样，可在对称位置放一支等重试管，盖好盖子，将转速调节在最低档位，然后逐渐加速。试管离心时一般用中速，时间 1～2 min。离心操作完毕后，等离心机完全停止，取出离心试管，用滴管吸出澄清溶液，反复数次，尽量把溶液移去，留下沉淀。

（十）　萃取与洗涤

萃取和洗涤是利用物质在不同溶剂中的溶解度不同来进行分离、提取或纯化的操作。萃取和洗涤在原理上是一样的，只是目的不同。从混合物中抽取所需要的物质，叫萃取或提取；从混合物中除去不需要的杂质，叫洗涤。

1. 液－液萃取

液－液萃取最通常的仪器是分液漏斗，一般选择容积较被萃取液大 1～2 倍的分液漏斗，漏斗内加入的液体量不能超过容积的 3/4。分液漏斗使用前必须检漏，通常先加入一定量的水，振荡，看是否漏水。如下口旋塞漏水，需在旋塞孔两侧涂上一层薄薄的凡士林，再小心塞上旋塞并来回旋转数次，使凡士林均匀分布并透明，再用小橡皮圈套住旋塞尾部的小槽，防止旋塞滑脱。注意：上口顶塞不能涂凡士林。

在萃取或洗涤时，先将液体与萃取使用的溶剂（或洗液）由分液漏斗的上口倒入，盖好上口顶塞，振荡漏斗，使两液层充分接触。振荡的操作方法一般是先把分液漏斗倾斜，使漏斗的上口略朝下，如图 1－23 所示，右手捏住漏斗上口颈部，并用食指根部压紧盖子，以免盖子松开，左手握住旋塞；握持旋塞的方式既要防止振荡时旋塞转动或脱落，又要便于灵活地旋开旋塞。振荡后，令漏斗仍保持倾斜状态，缓慢地旋开旋塞（朝无人处），放出蒸气或产生的气体，使内外压力平衡。振荡数次后，将分液漏斗放在铁环上静置，使乳浊液分层。待两层液体完全分开后，先将顶塞的凹缝与分液漏斗上口颈部的小孔对好（与大气相通，如没有凹缝，则直接打开顶塞），再把分液漏斗下端靠在接受瓶壁上，然后缓缓旋开旋塞，放出下层液体，放时先快后慢，当两液面界线接近旋塞时，关闭旋塞并手持漏斗颈稍加振摇，使黏附在漏斗壁上的液体下沉，再静置片刻，下层液体常略有增多，再将下层液体仔细放出，此种操作可重复 2～3 次，以便把下层液体分净。当最后一滴下层液体刚刚通过旋塞孔时，关闭旋塞。待颈部液体流完后，将上层液体从上口倒出。绝不可由旋塞放出上层液体，以免被残留在漏斗颈的下层液体所玷污。注意：上下两层液体都要保留至实验完毕，否则一旦中间操作失误，就无法补救和检查。在萃取过程中，将一定量的溶剂分做多次萃取，其效果比一次萃取为好。

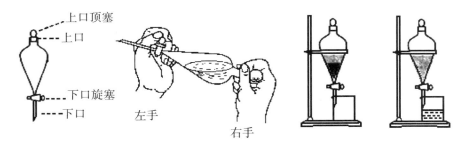

图 1-23　分液漏斗及其使用方法

2. 液-固萃取

液-固萃取是利用某种溶剂对固体物质中各组分的溶解度不同而把所需要的物质提取出来的操作。在实验室多采用索氏提取器来提取（图 1-24）。利用溶剂回流及虹吸原理，使固体物质连续不断地被纯溶剂萃取，将萃取出的物质富集在烧瓶中。既节约溶剂，萃取效率又高。

萃取前先将固体物质研碎，以增加固液接触的面积。然后，将固体物质放在滤纸包内，置于提取器中，提取器的下端与盛有浸出溶剂的圆底烧瓶相连，上面接回流冷凝管。加热圆底烧瓶，使溶剂沸腾，蒸气通过连接管上升，进入到冷凝管中，被冷凝后滴入提取器中，溶剂和固体接触进行萃取，当提取器中溶剂液面达到虹吸管的最高处时，含有萃取物的溶剂虹吸回到烧瓶，因而萃取出一部分物质。然后圆底烧瓶中的浸出溶剂继续蒸发、冷凝、浸出、回流，如此重复，使固体物质不断为纯

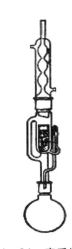

图 1-24　索氏提取器

的浸出溶剂所萃取，把所要提取的物质富集到下面的烧瓶里。提取液浓缩后，将所得固体进一步提纯。

（十一）蒸馏

蒸馏就是将液体加热至沸腾变成蒸气，然后将蒸气冷凝为液体的过程。通过蒸馏操作可用于测定液体化合物的沸点，提纯或除去非挥发性的物质，浓缩溶液或回收溶剂。简单蒸馏主要用于沸点为 40～150 ℃的液体分离，且待分离的两组分的沸点相差比较大（一般相差 20～30 ℃或以上）时，才可得到较好的分离效果。另外，如果两种物质能够形成恒沸混合物则不能采用蒸馏法来分离。

1. 常压蒸馏组成部分

实验室的常压蒸馏装置如图 1-25 所示，主要由气化、冷凝和接收三大部分组成。

（1）气化部分。包括铁架台、热源（如酒精灯等）、蒸馏烧瓶、蒸馏头、温度计等仪器。在蒸馏过程中，液体在蒸馏烧瓶内受热气化、蒸气经支管进入冷凝管。

（2）冷凝部分。由冷凝管和铁架台组成，其作用是使蒸气在冷凝管中冷凝成为液体。常用的冷凝管有四种，即空气冷凝管、直形冷凝管、蛇形冷凝管、球形冷凝管（表1-6）。常根据不同的沸点范围来选择适当的冷凝管。一般说来，液体的沸点高于130 ℃的用空气冷凝管，沸点在70～130 ℃时用直形冷凝管或球形冷凝管，液体沸点低于70 ℃时，用蛇形冷凝管（蛇形冷凝管要垂直装置）。冷凝管下侧管为进水口，用橡皮管接自来水龙头，上侧管为出水口，用橡皮管套接将水导入水槽。下端进水口朝下，上端的出水口朝上，才可保证套管内充满着水，冷凝效果更好。冷凝管通过万用夹固定在铁架台上，万用夹夹持冷凝管的中部位置。

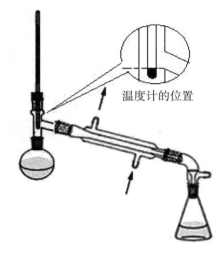

温度计的位置

图1-25　常压蒸馏装置

（3）接收部分。主要包括接引管或真空接引管、接液瓶。当蒸馏低沸点或毒性较强的液体时，应采用真空接引管，在其支管上套上橡皮管并倒入下水道或通风橱口。常用接液瓶是三角烧瓶或圆底烧瓶。

2. 蒸馏装置的安装和使用注意事项

（1）安装。应遵守从下而上，从左到右的原则。先安装气化部分，接着是冷凝部分，最后为接收部分。首先调整好酒精灯与水浴锅的高度，将蒸馏瓶固定在铁架台上。温度计水银球的上限应与蒸馏头支管的下限相平（如图1-25中放大小图所示）。

（2）检漏。仪器安装好后，应认真检查仪器各部位连接处是否严密，是否为封闭体系。

（3）装液。检漏后，取下蒸馏烧瓶上口的塞子（或温度计套管），加入数粒沸石，将待蒸馏液体通过玻璃漏斗倒入蒸馏烧瓶，塞好带温度计的塞子，再仔细检查一遍装置是否正确，各仪器之间的连接是否紧密，有没有漏气。

（4）加热。加热前，先慢慢打开水龙头，使冷却水充满冷凝管，并引入水槽。摆放好热源后开始加热。先用小火加热，以免蒸馏烧瓶因局部过热而炸裂，再慢慢增大火力，可以看到蒸馏瓶中液体逐渐沸腾，蒸气上升，温度计读数略有上升。当蒸气到达温度计水银球部位时，温度计读数急剧上升。这时应稍稍调小火焰，使加热速度略为下降，蒸气停留在原处，使瓶颈和温度计充分受热，让水银球上液滴和蒸气温度达到平衡，然后又稍加大火焰继续蒸馏。

控制加热以调节蒸馏速度，一般以每秒蒸出1～2滴为宜。蒸馏过程中，温度计水银球上常有液滴并且比较匀速地滴下，此时的温度即为液体与蒸气达到平衡时的温度，温度计的读数就是液体（馏分）的沸点。

蒸馏时火焰不能太大，否则会在蒸馏瓶的颈部造成过热现象，使部分液体的蒸气直接接受了火焰的能量，导致测得值会偏高；反之，加热火焰太小，蒸气达不到支管口处，温度计的水银球不能为蒸气充分润湿而使测得值偏低或不规则。

（5）收集馏分。在达到收集物的沸点之前，常有沸点较低的液体先蒸出。这部分馏液称为"前馏分"。蒸完前馏分温度趋于稳定后，馏出的就是较纯物质，此时应更换接液瓶。记下开始馏出和馏出最后一滴时的温度，就是该馏分的沸程。当某一组分蒸完后，这时若维持原来温度就不会再有馏液蒸出，温度会突然下降。遇到这种情况，应停止蒸馏。

蒸馏操作中，即使杂质（或某一组分）含量很少，也不要蒸干。由于温度升高，被蒸馏物可能发生分解，影响产物纯度或发生其他意外事故。特别是蒸馏硝基化合物及含有过氧化物的溶剂（如乙醚）时，切忌蒸干，以防爆炸。

（6）后处理。蒸馏完毕，应先移走热源，待稍冷却后再关闭冷却水，以免发生倒吸现象。拆除仪器（其顺序与装配时相反），洗净。

（十二）升华

某些物质在固态时具有相当高的蒸气压，当加热时，不经过液态而直接气化，蒸气受到冷却又直接冷凝成固体，这个过程叫作升华。升华法就是利用固体混合物中各物质的挥发性不同，使可升华物质从固体杂质中分离出来，它是一种提纯固体有机物的重要方法。使用升华法可以得到纯度很高的晶体，但损失也较大。升华操作分为常压升华和减压升华。我们只介绍常压升华。

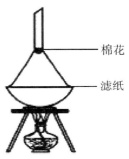

图 1－26　常压升华装置

最常用的常压升华装置如图 1－26 所示。必须注意冷却面与升华物质的距离应尽可能近些。因为升华发生在物质的表面，所以待升华物质应预先粉碎。将待升华的物质置于蒸发皿中，上面覆盖一张滤纸，用针在滤纸上刺出许多小孔。滤纸上倒置一个大小合适的玻璃漏斗，漏斗颈部松弛的塞一些玻璃毛或棉花，以减少蒸气外逸。为使加热均匀，蒸发皿宜放在铁圈上，下面垫石棉网小火加热（蒸发皿与石棉网之间宜隔开几毫米），控制加热温度（低于三相点）和加热速度（慢慢升华）。样品开始升华后，上升蒸气凝结在滤纸背面，或穿过滤纸孔，凝结在滤纸上面或漏斗壁上。必要时，漏斗外壁上可用湿布冷却，但不要弄湿滤纸。升华结束后，先移去热源，稍冷后，小心拿下漏斗，轻轻揭开滤纸，将凝结在滤纸正反两面和漏斗壁上的晶体刮到干净表面皿上。

（十三）色谱分离

色谱分离法是一种分离、纯化和鉴定有机化合物的有效方法，其原理是利用不同物质在不同相态的选择性分配，以流动相对固定相中的混合物进行洗脱，混合物中不同的物质会以不同的速度沿固定相移动，最终达到分离的效果。

色谱分离按作用原理可分为吸附色谱、分配色谱、离子交换色谱和凝胶色谱，按操作方法又可分为薄层色谱、柱色谱、纸色谱、气相色谱和高效液相色谱等。下面简单介绍薄层色谱和柱色谱。

1. 薄层色谱

薄层色谱（thin layer chromatography，TLC）又称薄层层析，属于固－液吸附色谱。其原理是利用吸附剂对试样中不同组分的吸附能力不同及展开剂对不同组分的溶解能力的不同，导致不同组分以不同速度迁移，从而达到分离的目的。该法设备简单，快速简便，选择性强。不仅适用于有机物的鉴定、纯度检验、定量分离和反应过程的监控，而且还常用于柱层析的先导，即在大量分离之前，先用薄层色谱进行探索，初步了解混合物的组成情况，寻找适宜的分离条件。

薄层色谱是在洁净的玻璃板或铝箔上均匀铺上一层薄载体，制成薄层板，干燥、活化

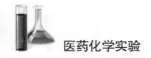
后，用管口平整的毛细管或微量注射器将样品溶液点在离薄层板一端约 1 cm 处的起始线上，挥干点样溶剂后，将薄层板置于盛有展开剂的展开槽中，进行展开。待展开剂前沿离顶端约 1cm 附近时取出薄层板，晾干，喷以显色剂或在紫外灯下观察。记录下点样点至斑点中心及展开剂前沿的距离，计算比移值 R_f。

各组分在薄层板上的位置常用其比移值 R_f 来表示：

$$R_f = \frac{被分离组分从点样点到斑点中心的距离 \, a}{展开剂从点样点到前沿的距离 \, c}$$

如图 1 - 27 所示，c 为点样点到溶剂前沿的距离，a 为点样点到斑点的距离，b 为点样点到另一斑点的距离。物质的比移值随化合物的结构、吸附剂、展开剂等不同而异，但在一定条件下每一种化合物的比移值都为一个特定的数值。故在相同条件下分别测定已知和未知化合物的比移值，再进行对照，即可对未知化合物进行鉴别。为得到重复和较可靠的结果，必须严格控制条件，如吸附剂和展开剂的种类、层析的温度等。

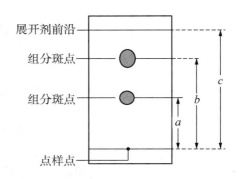

图 1 - 27　二组分混合物的薄层色谱示意

薄层色谱技术包括制板、点样、展开、显色等。具体如下：

（1）薄层板的制备。首先将吸附剂调成糊状，然后采用简单的平铺法和倾斜法将糊状物涂布在干净的载玻片或铝箔上，制成薄层板。涂好的薄层板室温水平放置晾干后，放入烘箱内加热活化。活化后的薄层应放在干燥器内保存。也可以直接购买商品化的薄层板来使用。

（2）点样。将样品溶于低沸点溶剂（如丙酮、甲醇、乙醇、氯仿、乙醚等）配成 1 % 的溶液，用内径小于 1 mm、管口平整的毛细管点样：用毛细管取样品溶液，在薄层板一端约 1.0 cm 处，垂直地轻轻地接触到薄层上的吸附剂，样品溶液就可吸附到薄层上。在薄层色谱中，样品的用量对物质的分离效果有很大影响，所需样品的量与显色剂的灵敏度、吸附剂的种类、薄层的厚度均有关系。样品太少，斑点不清楚，难以观察；样品量太多，往往出现斑点太大或拖尾现象，以至不易分开。若因样品溶液太稀，可重复点样，但应待前次点样的溶剂挥发后方可重新点样，样点直径一般以 2 ~ 4 mm 为宜。同一薄层上的样点直径应一致。另外点样要轻，不可刺破薄层。

（3）展开。薄层板的展开需要在密闭的色谱缸（也可用标本缸或广口瓶等）中进行，如图 1 - 28 所示。用来展开样品中各组分的溶剂（流动相）称为展开剂。先将一定量展开剂加入色谱缸中，盖上缸盖，让缸内溶剂蒸气饱和 5 ~ 10 min。再将点好试样的薄层板样点一端朝下放入缸内（注意控制器皿中展开剂的量，切勿使样点浸入展开剂中），盖好缸盖，展开剂因毛细管效应而沿薄层上升，样品中组分随展开剂在薄层中以不同的速度自下而上移动而导致分离。当

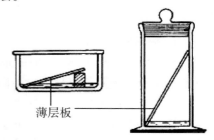

图 1 - 28　层析缸展开示意

展开剂前沿上升到离顶端约 1 cm 时取出薄层板，迅速用铅笔标明溶剂前沿位置，挥干溶剂。

（4）显谱。展开的薄层板上化合物斑点本身有颜色时，可直接观察。若化合物本身无色，可在紫外灯下观察荧光斑点，也可用显色剂显色。简单常用的显色剂是碘蒸气，广口瓶中放置少量碘晶体，使用时将薄层板放入，盖上瓶盖，密封瓶内的碘蒸气即可使大部分有机化合物显色（饱和烃与卤代烃除外）。

（5）计算 R_f 值。准确找出原点、溶剂前沿以及样品展开后斑点的中心，分别测量溶剂前沿和点样点在薄层板上移动的距离，求出其 R_f 值。

2. 柱色谱

柱色谱又称柱上层析法，简称柱层析，它是提纯少量物质的有方法，分为吸附柱色谱和分配柱色谱，一般多使用吸附柱色谱（图1-29）。在吸附柱色谱中，吸附剂是固定相（通常为氧化铝和硅胶），洗脱剂是流动相，相当于薄层色谱中的展开剂。吸附剂的基本原理与吸附薄层色谱相同，也是基于各组分与吸附剂间存在的吸附强弱差异，通过使之在柱色谱上反复进行吸附、解吸、再吸附、再解吸的过程而完成的。所不同的是，在进行柱色谱的过程中，混合样品一般是加在色谱柱的顶端，流动相从色谱柱顶端流经色谱柱，并不断地从柱中流出。由于混合样中的各组分与吸附剂的吸附作用强弱不同，因此各组分随流动相在柱中的移动速度也不同，最终导致各组分按顺序从色谱柱中流出。如果分步接收流出的洗脱液，便可达到混合物分离的目的。一般与吸附剂作用较弱的成分先流出，与吸附作用较强的成分后流出。

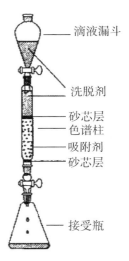

图 1-29 柱色谱装置

（图中标注：滴液漏斗、洗脱剂、砂芯层、色谱柱、吸附剂、砂芯层、接受瓶）

常用的柱色谱装置包括色谱柱、滴液漏斗、接收瓶，如图1-29所示。

柱色谱操作流程包括装柱、装样、洗脱、收集等，具体如下：

（1）吸附剂的选择。常用的吸附剂有氧化铝、硅胶等。吸附剂的用量通常为样品量的 30～50 倍。

（2）洗脱溶剂的选择。柱色谱分离中，洗脱剂的选择是重要的一环，通常根据被分离物中各化合物的极性、溶解度和吸附剂的活性等来考虑。但是必须注意，选择的洗脱剂极性不能大于样品中各组分的极性。否则样品组分在柱色谱中移动过快，不能建立吸附－洗脱平衡，影响分离效果。实际操作时，一般采用薄层色谱反复对比、选择柱色谱的洗脱剂。能在薄层色谱上将样品中各组分完全分开，即可作柱色谱洗脱剂。在有多种洗脱剂可选择时，一般选择目标组分 R_f 值较大的洗脱剂。一般来说，所用的洗脱剂应从极性小的开始，以后逐渐更换极性大的溶剂，也可以使用混合洗脱剂，利用强极性和弱极性溶剂复配而成。硅胶和氧化铝作吸附剂的柱色谱，洗脱剂的洗脱能力有如下次序递增：

己烷和石油醚＜环己烷＜四氯化碳＜三氯乙烯＜二硫化碳＜甲苯＜苯＜二氯甲烷＜氯仿＜乙醚＜乙酸乙酯＜丙酮＜丙醇＜乙醇＜甲醇＜水＜吡啶＜乙酸。

（3）装柱。选一合适长径比的色谱柱［长径比应不小于（7～8）:1，吸附剂填充量约柱容量的3/4，预留1/4空间装溶剂］，洗净干燥后垂直固定在铁架台上，柱子下端放

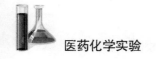

置一干净的锥形瓶接收洗脱剂。如果层析柱下端没有砂芯横隔，就应取一小团脱脂棉或玻璃棉，用玻璃棒将其推至柱底，然后再铺上一层约 0.5 cm 厚的砂，然后采用湿法或干法装柱。无论哪种都必须要求吸附剂填充均匀，无断层、无缝隙、无气泡，否则会影响洗脱和分离效果。

湿法装柱是将吸附剂用洗脱剂中极性最低的洗脱剂（通常是 90 ～ 120 ℃石油醚）调成糊状，在柱内先加入约 3/4 柱高的洗脱剂，再将调好的吸附剂从色谱柱上端倒入柱中，同时打开柱子的下端活塞，洗脱剂流下。在添加吸附剂的过程中，可用木质试管夹绕柱四周轻轻敲打，促使吸附剂均匀沉降并排出气泡。注意敲打色谱柱时，不能只敲打某一部位，否则被敲打一侧吸附剂沉降更紧实，致使洗脱时色谱带跑偏，甚至交错而导致分离失败。另外还需掌握敲打时间，敲打不充分，吸附剂层降不紧实，各组分洗脱太快分离效果不好；敲打过度，吸附剂层降过于紧实，洗脱速度太慢而浪费实验时间。一般以洗脱剂流出速度为每分钟 5 ～ 10 滴。当装入的吸附剂有一定的高度时，洗脱剂流下速度变慢，待所用吸附剂全部装完后，用流下来的洗脱剂转移残留的吸附剂，并将柱内壁残留的吸附剂淋洗下来。吸附剂添加完毕，在吸附剂上面覆盖约 1 cm 厚的砂层。整个添加过程中，应保持溶剂液面始终高出吸附剂层面。

干法装柱是在色谱柱上端放一个干燥的漏斗，将吸附剂倒入漏斗中，使其成为细流连续地装入柱中，并轻轻敲打色谱柱柱身，使其填充均匀，直到吸附剂的高度约为柱长的 3/4 为止，再加入洗脱剂湿润，最后在吸附剂上端覆盖一层约 0.5 cm 厚的石英砂或覆盖一片比柱内径略小的圆形滤纸。

（4）上样。先将柱内液体放至与柱内吸附剂表面持平位置，停止放液，再沿管壁加入样品溶液，加完后开始放液至样品溶液液面与吸附剂表面相齐，即可用洗脱剂洗脱。

（5）洗脱。洗脱速度以 1 ～ 2 滴/秒为宜，洗脱过程要及时添加洗脱剂，不要让洗脱剂走干，否则易产生气泡或裂缝，影响分离效果。

（6）收集。用锥形瓶收集洗脱液，用薄层色谱跟踪，将含相同物质的洗脱液合并在一起。对有色物质，也可按色带分别收集。蒸去溶剂后即可得到某一组分。如果是几个组分的混合物，需用新的色谱柱或通过其他方法进一步分离。

第二部分 无机化学实验

实验1 安全知识教育与滴定分析仪器的使用

一、实验目的

（1）了解无机化学实验的目的和要求。

（2）掌握无机化学实验的学习方法。

（3）熟悉实验室内水、电、气的走向和开关。

（4）学习并掌握化学实验室安全知识，学会实验室事故的应急处理。

（5）了解实验室"三废"的处理方法，树立绿色化学意识。

（6）了解常用仪器的主要用途、使用方法及玻璃仪器的洗涤。

（7）学习试剂的取用、精密天平的使用等基本操作。

（8）学习一般溶液的配制方法。

（9）初步学习酸式滴定管及碱式滴定管的使用方法。

二、仪器与试剂

常用玻璃仪器、毛刷、去污粉洗液、台秤、酸式滴定管（25 mL）、碱式滴定管（25 mL）、移液管（10 mL）、锥形瓶（250 mL）、酚酞指示剂（2%）、甲基橙指示剂（0.1%）。

三、演示实验

观看多媒体教学课件：①化学实验安全知识教育。②酸式滴定管、碱式滴定管及移液管的使用。

四、实验步骤

1. 检查仪器

对照自己实验桌下柜门内所贴"仪器放置图"检查、认识常用仪器，熟悉各种常用仪器的摆放位置。

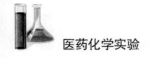

2. 洗涤练习

（1）用自来水洗刷全部发给个人使用的仪器。

（2）用去污粉洗刷表面皿、100 mL 的烧杯，然后用自来水冲洗干净，看是否符合要求。若符合要求，再用蒸馏水冲洗 3 遍。

3. 溶液的配制

（1）配制 500 mL 0.1 mol·L^{-1} NaOH 溶液。首先计算出所需 NaOH 固体的质量，按固体试剂取用规则，在电子台秤上用烧杯称取 NaOH（不能用称量纸），加入少量蒸馏水，搅拌使其完全溶解，加水稀释至 500 mL。待溶液冷却后，再将溶液倒入带标签的试剂瓶内，备用。

（2）用浓 HCl（12 mol·L^{-1}）配制 500 mL 0.1 mol·L^{-1} HCl 溶液。计算出所需浓 HCl 的体积，按液体试剂取用规则，量取所需要的浓 HCl，再加水稀释至 500 mL。倒入带标签的试剂瓶内，备用。

4. 酸式、碱式滴定管的使用

（1）酸式、碱式滴定管的检漏、涂油和洗涤。

（2）用 0.1 mol·L^{-1} 的 NaOH 溶液将已洗净的碱式滴定管润洗 3 遍，每次用 5～6 mL 溶液润洗，然后将 NaOH 溶液倒入碱式滴定管，赶走气泡，调节滴定管内溶液的弯液面至"0.00"刻度线处，置于滴定管架上。右手持锥形瓶，左手控制碱式滴定管的玻璃珠中上部，练习碱式滴定管的滴定操作，并随时取下滴定管，读数。

（3）用 0.1 mol·L^{-1} 的 HCl 溶液将已洗净的酸式滴定管润洗 3 遍，然后将 HCl 溶液倒入酸式滴定管，赶走气泡，调节滴定管内溶液的弯月面至"0.00"刻度线处，置于滴定管架上。右手持锥形瓶，左手控制酸式滴定管的活塞，练习酸式滴定管的滴定操作，并随时取下滴定管，读数。

5. 酸碱滴定练习

（1）用 NaOH 溶液滴定 HCl 溶液。用 HCl 溶液将已洗净的 10 mL 移液管润洗 3 遍，然后准确移取 10.00 mL HCl 溶液于 250 mL 锥形瓶中，加入 0.2% 酚酞指示剂 2 滴，用 NaOH 溶液滴定至微红色（半分钟不褪色）即为终点。平行滴定 3 份，每次滴定均从"0.00"开始，任意 2 次滴定所消耗 NaOH 溶液的体积差值不超过 ±0.04 mL。

（2）用 HCl 溶液滴定 NaOH 溶液。用 NaOH 溶液将已洗净的 10.00 mL 移液管润洗 3 遍，然后准确移取 10.00 mL NaOH 溶液于 250 mL 锥形瓶中，加入甲基橙指示剂 1 滴，用 HCl 溶液滴定至溶液由黄色突变为橙色为终点。平行滴定 3 份，每次滴定均从"0.00"开始，任意 2 次滴定所消耗 HCl 溶液的体积差值不超过 ±0.04 mL。

五、思考题

（1）应如何判断玻璃器皿是否清洁？

（2）配制 NaOH 溶液时，应选用何种天平称取试剂？为什么？

（3）HCl 和 NaOH 溶液能否直接配制准确呢？为什么？

（4）在滴定分析实验中，滴定管和移液管为何需要用滴定剂和移取液润洗 3 次？滴定中使用的锥形瓶是否也要用滴定待测溶液呢？为什么？

（5）HCl 溶液与 NaOH 溶液定量反应完全后，生成 NaCl 和水，为什么用 HCl 滴定 NaOH 时采用甲基橙作为指示剂，而用 NaOH 滴定 HCl 时却使用酚酞作为指示剂？

（6）滴定管、移液管及容量瓶是滴定分析中量取溶液体积的三种容器，记录时应记录几位有效数字？

（7）滴定管读数的起点为何每次均要调到"0.00"刻度处，其道理何在？

（8）滴定管有气泡存在时对滴定有何影响？应如何除去滴定管中的气泡？

（8）使用移液管的操作要领是什么？为何要垂直靠在接收容器的内上壁流下液体？为何放完液体后要停一定时间？最后留于管尖的液体如何处理，为什么？

（10）接近终点时，为什么要用蒸馏水冲洗锥形瓶内壁？

Experiment 1　Safety Education and the Use of Titrimetric Analysis Apparatus

HCl	hydrochloric acid	甲基橙	methyl orange
NaOH	sodium hydroxide	干燥器	desiccator
酚酞	phenolphthalein	烧杯	beaker

实验 2　电子天平与滴定分析仪器的使用

一、实验目的

（1）掌握电子台秤及电子分析天平的使用。

（2）掌握常用的称量方法：直接称量法和间接称量法（减量法）。

（3）掌握直接精确配制溶液的方法。

（4）掌握容量瓶的使用方法。

（5）熟悉移液管的使用方法。

二、仪器与试剂

电子台秤（百分之一）、电子分析天平（万分之一）、称量瓶、容量瓶（100 mL）、移液管（10 mL）、锥形瓶、Na_2CO_3 粉末（分析纯）。

三、演示实验

观看多媒体教学课件：容量瓶及移液管的使用。

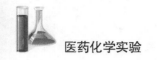

四、实验步骤

接通电子台秤电源开关，预热后打开面板开关。从干燥器中用洁净纸条夹取空称量瓶，放在电子台秤上称取空称量瓶质量，按去皮键读数显示为0。用纸片包住称量瓶瓶盖把手，打开瓶盖，加入 $0.50 \sim 0.55$ g Na_2CO_3，盖好瓶盖，把预称结果记录在预习本上。再用减量法在电子分析天平上精密称取 $0.52 \sim 0.54$ g Na_2CO_3。具体步骤如下：用纸条夹取盛有 Na_2CO_3 的称量瓶放入天平盘后，按去皮键，使天平显示"0.0000"，然后左手用一洁净纸条夹住称量瓶，右手用一小纸片包住瓶盖把手，打开瓶盖，用盖轻轻敲击瓶身，转移 Na_2CO_3 $0.52 \sim 0.54$ g 于洁净的小烧杯中，再将称量瓶放回天平盘中，此时，天平显示一负值"$-×.××××$"，则倾出样品的质量为该负值的绝对值"$×.××××$"。但应注意，在样品未称完之前，不能将天平回零。

五、思考题

用减量法称出样品的过程中，若称量瓶内的样品吸湿对称量会造成什么影响？若样品倾倒入烧杯内后再吸湿，对称量是否有影响？

Experiment 2   The Use of Electronic Balance and Titrimetric Analysis Apparatus

电子天平	electronic balance	称量瓶	weighing bottle
碳酸钠	sodium carbonate		

实验 3   凝固点下降法测定萘的相对分子质量

一、实验目的

（1）熟悉凝固点下降法测定非电解质相对分子质量的原理和实验方法。
（2）进一步理解稀溶液的依数性。

二、仪器与试剂

移液管（10 mL）、贝克曼温度计、温度计、分析天平、凝固管、大烧杯（冰槽）、苯、萘（分析纯）。

三、装置

装置如图 2−1 所示，烧杯中装载有冷冻剂（冰和水），试管装载被测液体，称为凝固管，它的开口处配有木塞，中间插 0.01 ℃ 刻度的精密温度计称贝克曼温度计及搅拌棒。在凝固管的外面是装有冷水或空气的玻璃套管，它的作用是使被测液内部的温度尽量一致。

四、实验原理

溶液的凝固点（T）低于纯溶剂的凝固（T_0），这两个凝固点之差称为溶液的凝固点下降值，用 ΔT_f 表示。难挥发性非电解质溶液的 ΔT_f 与该溶液的质量摩尔浓度（m）成正比，而与溶质的性质无关：

$$\Delta T_f = K_f \cdot m$$

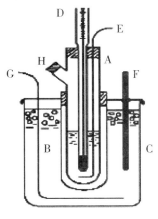

图 2−1　凝固点下降法实验装置

A. 凝 固 管；B. 空 气 套 管；
C. 冰槽（大烧杯）；D. 贝克曼温度计；
E. 搅 拌 棒；F. 普 通 温 度 计；
G. 冰槽搅拌棒；H. 凝固管支管

式中，K_f 称为溶剂的摩尔凝固点常数，它的数值决定于溶剂本身与溶质的性质无关。

$$\Delta T_f = 1\ 000\ K_f \frac{m_B}{M_B \cdot m_A}$$

或

$$M_B = 1\ 000\ K_f \frac{m_B}{m_A \Delta T_f}$$

式中，M_B 为溶质的摩尔质量（$g \cdot mol^{-1}$）；m_B 为溶质的质量（g）；m_A 为溶剂的质量（g）。

因此在测定了溶液 ΔT_f 后，可算出溶质的摩尔质量，由于溶液的浓度低，所测得的 ΔT_f 也小，温度读数的误差能显著地影响所测定摩尔质量结果的准确度，所以要用精密的温度计。此次实验用 0.01 ℃ 刻度的精密贝克曼温度计，其读数可读到小数后第三位 0.002 ℃。

本实验是采用"过冷"法分别测定纯溶剂和溶液的凝固点。如图 2−2 的冷却曲线所示，当纯溶剂被冷却时，温度会暂时下降到溶剂的凝固点以下而未析出结晶，这称为过冷现象，经搅拌后结晶析出。当结晶析出时，由于结晶潜热的放出，温度迅速上升，当上升到凝固点时，温度在一段时间内能保持恒定，此时的温度是溶剂的凝固点。

当溶液被冷却时（图 2−2），在过冷后开始结晶时，温度也迅速上升到凝固点，但由于一部分溶剂在溶液相中因结晶而析出，使溶液的浓度不断地加大，所以溶液凝固时不能保持恒定的温度，当温度在过冷后回升到最高点，就是溶液的凝固点，其后温度又逐渐下降。

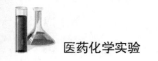

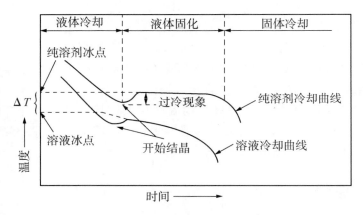

图2-2　纯溶剂与溶液的冷却曲线

表2-1　几种常用溶剂凝固点和 K_f 数值

溶剂	凝固点/℃	K_f
水	0.00	1.86
苯	5.5	5.12
乙酸	16.7	3.90
樟脑	178.0	37.70

表2-1是几种常用溶剂凝固点和 K_f 数值。本实验所用的溶剂是苯，被测定相对分子质量的溶质是萘（ $C_{10}H_8$ ），纯苯的凝固点是5.50 ℃。由于所用的温度计会有微小的误差或苯中可能含有少量的杂质，实际测得的凝固点可略有差别，在计算 ΔT_f 时，应以实际测得的数值为依据。

五、实验步骤

（1）在烧杯中放入冰块和水，用移液管吸取10.00 mL苯，转移至清洁干燥的凝固管中，记录当时的室温。将温度计连同搅拌棒小心放入凝固管中，管口的塞子要塞好，注意水银球的位置应当在被测液中央。将凝固管连同温度计及搅拌棒放入装有冷水的套管中，然后浸入冰水中，徐徐搅拌，当温度降至凝固点以上约0.3 ℃时，停止搅拌，让温度降至凝固点以下约0.3 ℃时，恢复搅拌以促使结晶。当开始结晶时，温度迅速上升，仍缓慢搅拌，仔细观察温度读取最高的温度读数（这时温度会在一段时间内保持稳定），温度应读到第三位小数记录之。取出凝固管，当晶体熔化再重复上述测定，前后测得的读数的差别不得大于0.01 ℃，取其平均值作为苯的凝固点。

（2）准确称取萘0.15～0.17 g（准确至0.1 mg），记录质量后，将已称好的萘全部倒入已装有苯的凝固管中，尽量避免固体萘黏附在管壁上，然后振摇，当萘完全溶解后再振摇片刻，随即插入温度计及搅拌棒，按上述方法测定溶液的凝固点。为了掌握好过冷时的温度，应预先推算 ΔT_f 的大约数值（萘的相对分子质量是128.2）。在测定时小心观察，记录在过冷（不应超过 0.5 ℃）以后温度回升所达到的最高读数，这最高点不能保持恒定，温度以达到最高点后就逐渐下降。重复测定 2 次，取其平均值作为溶液的凝固点。

（3）数据处理。由所测得的溶剂和溶液的凝固点算出 ΔT_f，然后计算出萘的相对分子质量并与萘的准确相对分子质量的数值（128.2）比较，算出测定值与理论值的相对误差：

$$相对误差 = \frac{测量值 - 理论值}{理论值} \times 100 \%$$

苯的质量可用体积乘密度算出，在 20 ℃ 附近时，苯的密度 ρ 可用下式计算：

$$\rho = 0.8794 - 0.0011 \ (t - 20)$$

式中，t 为量取苯的体积时的摄氏温度。

六、注意事项

（1）测定时，若过冷程度太大，会使测定结果偏低，所以过冷的温度不应超过 0.3 ℃。

（2）经试验，不作搅拌进行测定所得冷却曲线的数据不稳定，有的出现过冷现象，有的无过冷现象，有的出现平坦曲线，有的无平坦曲线。这是因为温度计的水银端只能反映其周围的温度，不能反映整个体系的温度。因此，搅拌是提高本实验效果的必要条件之一。严格来说，搅拌能很好降低过冷现象，但并不一定能完全消除过冷现象。

（3）当不进行测定时，应将凝固管连同温度计放入在试管架中，以防止温度计受损坏。

（4）本实验用作溶剂的苯与常用溶剂相比，它的凝固点下降常数较大（水作溶剂时最小）。因此在同样条件下，测得的 ΔT 比较大，实验误差较小。

七、思考题

测定溶液凝固点，温度在过冷后回升到最高点为什么不能保持恒定？

Experiment 3　Determination of Relative Molecular Mass by Freezing Point Lowering

非电解质	non electrolyte	搅拌器	stirrer
相对分子质量	relative molecular mass	水浴（锅）	water-bath
凝固点	freezing point	移液管	pipette
温度计	thermometer	苯	benzene, C_6H_6
缺口塞	split stopper	萘	naphthalene, $C_{10}H_8$

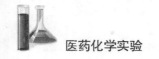

实验 4　硫酸铜的提纯

一、实验目的

（1）了解用化学法提纯粗 $CuSO_4$ 的方法。
（2）练习过滤、蒸发、结晶等基本操作。

二、仪器与试剂

台秤、研钵、漏斗、漏斗架、布氏漏斗、抽滤瓶、蒸发皿、粗 $CuSO_4$、3 % H_2O_2、1 mol·L^{-1} NaOH 溶液、1 mol·L^{-1} H_2SO_4 溶液、滤纸、pH 试纸等。

三、实验原理

粗 $CuSO_4$ 中含有不溶性杂质和可溶性杂质 $FeSO_4$、$Fe_2(SO_4)_3$ 等。不溶性杂质可用过滤法除去。杂质 $FeSO_4$ 需用氧化剂（H_2O_2 或 Br_2）氧化为 Fe^{3+}，然后调节溶液的 pH 值（一般控制在 pH≈4），使 Fe^{3+} 水解为 $Fe(OH)_3$ 沉淀而除去，其反应如下：

$$2\ FeSO_4 + H_2SO_4 + H_2O_2 = Fe_2(SO_4)_3 + 2H_2O$$

$$Fe^{3+} + 3H_2O \xrightleftharpoons[\quad]{pH≈4} Fe(OH)_3 \downarrow + 3H^+$$

除铁离子后的滤液，蒸发结晶。其他微量可溶性杂质在 $CuSO_4$ 结晶时，仍留在母液中，过滤时可与 $CuSO_4$ 分离。

四、实验步骤

（1）将 10 g 研细的粗 $CuSO_4$ 放入 100 mL 小烧杯中，加入 35 mL 蒸馏水，加热搅动，促使粗 $CuSO_4$ 完全溶解，停止加热。滴加 2 mL 3% H_2O_2，再将溶液加热，同时逐滴加入 1 mol·L^{-1} 的 NaOH 溶液直到 pH = 3～4（用 pH 试纸检查）。加热片刻，静置使水解生成的 $Fe(OH)_3$ 沉降。用倾泻法在普通漏斗上过滤，滤液过滤到洁净的蒸发皿中。

（2）在提纯后的 $CuSO_4$ 滤液中，滴加 1 mol·L^{-1} 的 H_2SO_4 溶液酸化，调节 pH 至 1～2，然后在石棉网上加热（不要煮沸），蒸发浓缩至液面出现一层晶膜时，即停止加热。

（3）冷却至室温，结晶在布氏漏斗上过滤，尽量抽干，并用一干净的玻璃瓶塞挤压布氏漏斗上的晶体，以除去其中少量的水分。

（4）停止抽滤，取出晶体，把它夹在两张滤纸中，吸干其表面的水分，抽滤瓶中的母液倒入回收瓶中。

（5）在台秤上称出产品质量，计算产量百分率。

五、思考题

1. 粗 $CuSO_4$ 中杂质 Fe^{2+} 为什么要氧化为 Fe^{3+} 除去？
2. 除 Fe^{3+} 时为什么要调节到 pH≈4？pH 太小或太大有什么影响？

Experiment 4 Purification of Copper Sulfate

硫酸铜	copper sulfate，$CuSO_4$	过滤	filtration；filtering
硫酸	sulfuric acid，H_2SO_4	浓缩	concentration
过氧化氢	hydrogen peroxide，H_2O_2	台秤	platform balance
氢氧化钠	sodium hydroxide，NaOH	漏斗	funnel
pH 试纸	pH test paper		

实验 5　硫酸铜纯度的检验

一、实验目的

学习化学法检验 $CuSO_4$ 纯度的方法。

二、仪器与试剂

小烧杯、漏斗、漏斗架、粗 $CuSO_4$、纯 $CuSO_4$（实验 4 得到的纯晶体）、1 mol · L^{-1} H_2SO_4、3% H_2O_2、6 mol · L^{-1} 氨水（$NH_3 \cdot H_2O$）、2 mol · L^{-1} HCl、1 mol · L^{-1} KSCN 溶液。

三、实验原理

纯净的 $CuSO_4$ 应不含有杂质，本实验利用 Fe^{3+} 与 KSCN 生成血红色溶液的方法来检验实验 4 提纯的 $CuSO_4$ 的纯度。

粗 $CuSO_4$ 中含有可溶性杂质 $FeSO_4$、$Fe_2(SO_4)_3$ 等，Fe^{2+} 经氧化剂（H_2O_2）氧化为 Fe^{3+}，加氨水使 Cu^{2+} 生成，Fe^{3+} 生成黄色 $Fe(OH)_3$ 沉淀。$Fe(OH)_3$ 沉淀经 HCl 溶解后，滴入 KSCN 溶液，观察溶液的颜色。根据血红色深浅可比较 Fe^{3+} 的多少，以此检验 $CuSO_4$ 的纯度。反应如下：

$$2FeSO_4 + H_2SO_4 + H_2O_2 = Fe_2(SO_4)_3 + 2H_2O$$

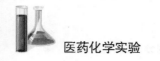

$$Fe^{3+} + 3NH_3 \cdot H_2O = Fe(OH)_3 \downarrow + 3NH_4^+$$
$$CuSO_4 + 2NH_3 \cdot H_2O = Cu(OH)_2 \downarrow (蓝色) + (NH_4)_2SO_4$$
$$Cu(OH)_2 + (NH_4)_2SO_4 + 2NH_3 = [Cu(NH_3)_4]SO_4 + 2H_2O$$
$$Fe^{3+} + nSCN^- = [Fe(SCN)_n]^{3-n} (血红色) \quad (n = 1 \sim 6)$$

四、实验步骤

（1）将 1 g 粗 $CuSO_4$ 晶体放在小烧杯中，用 10 mL 蒸馏水溶解，加入 1 mL 1 mol·L^{-1} 的 H_2SO_4 溶液酸化，然后加入 2 mL 3% H_2O_2 煮沸片刻，使其中 Fe^{2+} 氧化成 Fe^{3+}。

（2）待溶液冷却后，在搅动下逐滴加入 6 mol·L^{-1} 的氨水，直至最初生成的蓝色沉淀完全溶解，溶液呈深蓝色为止，此时 Fe^{3+} 成为 $Fe(OH)_3$ 沉淀，而 Cu^{2+} 则成为 $[Cu(NH_3)_4]^{2+}$ 配离子。

（3）用普通漏斗过滤，并用滴管将 1 mol·L^{-1} 的氨水（用 6 mol·L^{-1} 的氨水自己稀释）滴到滤纸上洗涤，直至蓝色洗去为止（滤液回收），此时 $Fe(OH)_3$ 黄色沉淀留在滤纸上。

（4）用滴管把 3 mL 热的 2 mol·L^{-1} 的 HCl 滴在滤纸上，以溶解 $Fe(OH)_3$。如果一次不能完全溶解，可将滤下的滤液加热，再滴到滤纸上。

（5）在滤液中滴入 2 滴 1 mol·L^{-1} 的 KSCN 溶解，观察血红色的产生。

（6）称取 1 g 提纯过的 $CuSO_4$，重复上面的操作，比较两种溶液血红色的深浅，评定产品的纯度。

五、思考题

在实验步骤（2）中，加入 6 mol·L^{-1} 的氨水溶液时为什么要在搅动的情况下逐滴加入？

Experiment 5   Test of the Purity of Copper Sulfate

过滤	filtering	氨水	ammonia liquor, $NH_3 \cdot H_2O$
硫酸铜	copper sulfate, $CuSO_4$	过氧化氢	hydrogen peroxide, H_2O_2
盐酸	hydrochloric acid, HCl	硫氰酸钾	potassium sulfocyanide, KSCN
硫酸	sulfuric acid, H_2SO_4	滤纸	filter paper

实验6 药用氯化钠的制备

一、实验目的

（1）掌握药用 NaCl 的制备原理和方法。
（2）掌握称量、溶解、过滤、沉淀、抽滤、蒸发等基本操作。
（3）练习 pH 试纸的使用方法。

二、仪器与试剂

试管、烧杯、量筒、蒸发皿、漏斗、布氏漏斗、抽滤瓶、酒精灯、石棉网、天平、pH 试纸、HCl（2 mol·L^{-1}）、H$_2$SO$_4$（0.5 mol·L^{-1}）、NaOH（2 mol·L^{-1}）、Na$_2$CO$_3$（饱和溶液）、BaCl$_2$（25%，0.1 mol·L^{-1}）、粗食盐 10 g。

三、实验原理

药用 NaCl 是以粗盐为原料提纯而得的。粗盐中含有多种杂质，既有不溶性的杂质，如泥沙；还有可溶性杂质，如含有 SO$_4^{2-}$、Ca^{2+}、Mg^{2+}、K$^+$ 等离子的盐类。不溶性杂质，可用过滤的方法除去，而对于可溶性杂质，则必须用化学方法处理才能除去。

常用的化学方法是先加入稍过量的 BaCl$_2$ 溶液将 SO$_4^{2-}$ 转化为难溶的 BaSO$_4$ 沉淀通过过滤而除去：

$$Ba^{2+} + SO_4^{2-} = BaSO_4 \downarrow$$

再向该溶液中加入 NaOH – Na$_2$CO$_3$ 混合溶液，Ca^{2+}、Mg^{2+} 以及过量的 Ba^{2+} 也可分别生成相应的沉淀而除去：

$$Ca^{2+} + CO_3^{2-} = CaCO_3 \downarrow$$

$$2Mg^{2+} + 2OH^- + CO_3^{2-} = Mg_2（OH）_2CO_3 \downarrow$$

$$Ba^{2+} + CO_3^{2-} = BaCO_3 \downarrow$$

过滤后的溶液中，加 HCl 中和过量的混合碱并使之呈弱酸性，可除去上步引入的 OH$^-$、CO$_3^{2-}$：

$$H^+ + OH^- = H_2O$$

$$2H^+ + CO_3^{2-} = H_2O + CO_2 \uparrow$$

对于其中少量的 Br$^-$、I$^-$、K$^+$ 等离子，由于其含量少，溶解度大，在最后的浓缩、结晶中仍留在母液中。

四、实验步骤

（1）用天平称取粗食盐 10 g，置于蒸发皿，小火炒至有机物炭化，移入烧杯中，加

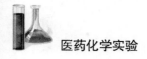

40 mL 水加热至溶解，采用倾泻法过滤，弃去沉淀。

（2）滤液在搅拌下逐滴加入 25% $BaCl_2$ 试液至沉淀完全，煮沸，稍冷，倾泻法过滤，弃去沉淀。

（3）滤液加热，加入饱和的 Na_2CO_3 溶液使沉淀完全，并加入 2 mol·L^{-1} NaOH，调节 pH = 10 ~ 11，煮沸，稍冷，倾泻法过滤入蒸发皿中。

（4）滤液用 HCl 中和至 pH = 3 ~ 4，加热蒸发至稠厚糊状，有大量 NaCl 析出，趁热抽滤，得 NaCl 粗品。

（5）所得的粗品进行重结晶，即得成品。

五、思考题

（1）食盐纯化过程中加试剂的顺序，先加 $BaCl_2$，再加 Na_2CO_3，最后加 HCl，这个次序能否改变？

（2）食盐原料中所含的 K^+、Br^-、I^- 等离子是怎么除去的？

六、注意事项

（1）产品炒干时要用小火，以免食盐飞溅伤人。

（2）蒸发浓缩 NaCl 产品溶液至稠糊状即可，不可蒸干。

Experiment 6　Preparation of the Medicinal Sodium Chloride

盐酸	hydrochloric acid	氢氧化钠	sodium hydroxide
硫酸	sulfuric acid	碳酸钠	sodium carbonate
醋酸	acetic acid	氯化钡	barium chloride

实验 7　化学反应速率和活化能

一、实验目的

（1）了解浓度、温度和催化剂对反应速率的影响。

（2）测定 $(NH_4)_2S_2O_8$ 与 KI 钾反应的反应速率，并计算反应级数、反应速率常数和反应的活化能。

（3）练习在水浴中保持恒温的操作。

二、仪器与试剂

量筒（10 mL、50 mL）、烧杯（100 mL）、玻棒、秒表、温度计、水浴锅、铁架台\、0.2 mol·L^{-1} 的 $(NH_4)_2S_2O_8$ 溶液、0.2 mol·L^{-1} 的 KI 溶液、0.01 mol·L^{-1} 的 $Na_2S_2O_3$ 溶液、0.2 mol·L^{-1} 的 KNO_3 溶液、0.2 mol·L^{-1} 的 $(NH_4)_2SO_4$ 溶液、0.02 mol·L^{-1} 的 $Cu(NO_3)_2$ 溶液、0.2% 淀粉溶液。

三、实验原理

在水溶液中 $(NH_4)_2S_2O_8$ 和 KI 发生如下反应：

$$(NH_4)_2S_2O_8 + 3KI = (NH_4)_2SO_4 + K_2SO_4 + KI_3$$

$$S_2O_8^{2-} + 3I^- = 2SO_4^{2-} + I_3^- \quad\quad\quad ①$$

其反应速率根据速率方程可表示为：

$$v = k \cdot c^m (S_2O_8^{2-}) \cdot c^n (I^-)$$

式中，v 是在此条件下反应的瞬时速率。若 $c(S_2O_8^{2-})$、$c(I^-)$ 是起始浓度，则 v 表示起始速率。k 是速率常数，m 与 n 之和是反应级数。

实验能测定的速率是在一段时间（Δt）内反应的平均速率。如果在 Δt 时间内 $S_2O_8^{2-}$ 浓度的改变为 $\Delta c(S_2O^{2-})$，则平均速率：

$$\bar{v} = \frac{-\Delta c (S_2O_8^{2-})}{\Delta t}$$

近似地用平均速率代替起始速率：

$$\frac{-\Delta c (S_2O_8^{2-})}{\Delta t} = k \cdot c^m (S_2O_8^{2-}) \cdot c^n (I^-)$$

为了能够测出反应在 Δt 时间内 $S_2O_8^{2-}$ 浓度的改变量，需要在混合 $(NH_4)_2S_2O_8$ 和 KI 溶液的同时，加入一定体积已知浓度的 $Na_2S_2O_3$ 溶液和淀粉溶液。这样在反应①进行的同时，也进行着如下反应：

$$2S_2O_3^{2-} + I_3^- = S_4O_6^{2-} + 3I^- \quad\quad\quad ②$$

反应②进行得非常快，几乎瞬间完成，而反应①却慢得多。由反应在①生成的 I_2 立刻与 $S_2O_3^{2-}$ 反应，生成无色的 $S_4O_6^{2-}$ 和 I^-。所以在反应的开始一段时间，看不到 I_2 与淀粉反应而显示的特有蓝色。但是，一旦 $Na_2S_2O_3$ 耗尽，反应①继续生成的 I_2 就与淀粉反应而呈现出特有的蓝色。

由于从反应开始到蓝色出现标志着 $S_2O_3^{2-}$ 全部耗尽，所以从反应开始到出现蓝色这段时间 Δt 里，$S_2O_3^{2-}$ 浓度的改变 $\Delta c(S_2O_3^{2-})$ 实际上就是 $Na_2S_2O_3$ 的起始浓度。

再从反应式①和②看出，$S_2O_8^{2-}$ 减少的量为 $S_2O_3^{2-}$ 减少量的一半，所以 $S_2O_8^{2-}$ 在 Δt 时间内减少的量可以从下式求得：

$$\Delta c (S_2O_8^{2-}) = \frac{-c (S_2O_3^{2-})}{2}$$

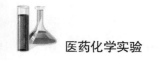

四、实验步骤

1. 浓度对化学反应速率的影响

在室温下，用量筒（每种试剂所用的量筒都要贴上标签，以免混乱）准确量取 0.2 mol·L^{-1} 的 KI 溶液 20 mL、0.2% 淀粉液 2 mL 和 0.01 mol·L^{-1} 的 Na$_2$S$_2$O$_3$ 溶液 8 mL 于 100 mL 烧杯中混合，然后用量筒准确量取 0.2 mol·L^{-1} 的 （NH$_4$）$_2$S$_2$O$_8$ 溶液 20 mL 迅速加到烧杯中，同时开动秒表，电磁搅拌，在溶液刚出现蓝色时，立即按停秒表，记录反应时间和室温。

用同样方法参照表 2 - 2 的用量进行编号 2、3、4、5 的实验。为了使试液的离子强度和总体积保持不变，所减少的 KI 或 （NH$_4$）$_2$S$_2$O$_8$ 的用量可分别用 0.2 mol·L^{-1} 的 KNO$_3$ 溶液和 0.2 mol·L^{-1} 的 （NH$_4$）$_2$SO$_4$ 溶液来补充。

表 2 - 2　（NH$_4$）$_2$S$_2$O$_8$ 与 KI 的浓度对反应速率的影响

实验编号		1	2	3	4	5
试剂用量/mL	（NH$_4$）$_2$S$_2$O$_8$ *	20.0	10.0	5.0	20.0	20.0
	KI	20.0	20.0	20.0	10.0	5.0
	Na$_2$S$_2$O$_3$	8.0	8.0	8.0	8.0	8.0
	淀粉液	2.0	2.0	2.0	2.0	2.0
	KNO$_3$	0.0	0.0	0.0	10.0	15.0
	（NH$_4$）$_2$SO$_4$	0.0	10.0	15.0	0.0	0.0
反应物的起始浓度/mol·L^{-1}	（NH$_4$）$_2$S$_2$O$_8$					
	KI					
	Na$_2$S$_2$O$_3$					
反应时间 Δt （s）						
S$_2$O$_8^{2-}$ 的浓度变化 Δc （S$_2$O$_8^{2-}$）						
反应速率 v						

* 测定反应速率时，（NH$_4$）$_2$S$_2$O$_8$ 试剂应最后加入。

计算各实验中参加反应的主要试剂的起始浓度及反应速率，逐一填入实验报告中。

2. 温度对反应速率的影响

在 100 mL 烧杯中加入 10 mL KI 溶液、2 mL 淀粉液、8 mL Na$_2$S$_2$O$_3$ 溶液和 10 mL KNO$_3$ 溶液，在另一个 100 mL 烧杯中加入 20 mL （NH$_4$）$_2$S$_2$O$_8$ 溶液，同时放入水浴锅内，升温，待两烧杯中的试液均加热至高于室温 20℃ 时，将 （NH$_4$）$_2$S$_2$O$_8$ 溶液迅速倒入 KI 等混合溶液中，同时计时并不断搅拌，当溶液刚出现蓝色时，记录反应时间及反应温度。

用同样方法在热水浴中进行高于室温 10℃ 的实验。

室温下的反应时间取表 2 - 2 中第 4 号数据。

计算 3 种不同温度下的反应速率。

3. 催化剂对反应速率的影响

Cu（NO₃）₂ 可以使 （NH₄）₂S₂O₈ 氧化 KI 的反应加快。

在 100 mL 烧杯中加入 10 mL KI 溶液、2 mL 淀粉液、8 mL Na₂S₂O₃ 溶液和 10 mL KNO₃ 溶液，再加入 2 滴 0.02 mol·L⁻¹ 的 Cu（NO₃）₂ 溶液，搅匀，然后迅速加入20 mL （NH₄）₂S₂O₈ 溶液，搅拌，计时。将此实验的反应速率与表 2－2 中第 4 号实验的反应速率进行比较可得到什么结论。

五、数据处理

1. 反应级数和反应速率常数的计算

将反应速率表示式 $v = k \cdot c^m (S_2O_8^{2-}) \cdot c^n (I^-)$ 两边取对数：

$$\lg v = m \lg c (S_2O_8^{2-}) + n \lg c (I^-) + \lg k$$

当 $c (I^-)$ 不变时（即实验1、2、3），以 $\lg v$ 对 $\lg c (S_2O_8^{2-})$ 作图，可得一条直线，斜率即为 m。同理，当 $c (S_2O_8^{2-})$ 不变时（即实验1、4、5），以 $\lg v$ 对 $\lg c (I^-)$ 作图，可求得 n，此反应的级数则为 $m + n$。

将求得的 m 和 n 代入 $v = k \cdot c^m (S_2O_8^{2-}) \cdot c^n (I^-)$ 可求得反应速率常数 k。

2. 反应活化能的计算

反应速率常数 k 与反应温度 T 一般有以下关系：

$$\lg k = A - \frac{E_a}{2.303RT}$$

式中，E_a 为反应活化能，R 为气体常数，T 为热力学温度。测出不同温度的 k 值，以 $\lg k$ 对 $\frac{1}{T}$ 作图，可得一条直线，由直线斜率（$-\frac{E_a}{2.303R}$）可求得反应的活化能 E_a。

本实验活化能测定值的误差不超过10%（文献值：51.8 kJ·mol⁻¹）。

六、思考题

（1）下列操作情况对实验有何影响？

1）取用试剂的量筒没有分开专用；

2）先加 （NH₄）₂S₂O₈ 溶液，最后加 KI 溶液；

3）过 （NH₄）₂S₂O₈ 溶液慢慢加入 KI 等混合溶液中。

（2）若不用 $S_2O_8^{2-}$，而用 I^- 的 I_3^- 的浓度变化来表示反应速率，则反应速率常数 k 是否一样？

（3）本实验中溶液出现蓝色后，反应是否就终止了？

（4）本实验中 Na₂S₂O₃ 的用量过多或者过少，对实验结果有何影响？

Experiment 7　The Rate of A Chemical Reaction and Activation Energy

量筒	measuring cylinder	硫代硫酸钠	sodium thiosulfate

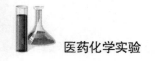

玻棒	glass rod	硝酸钾	potassium nitrate
铁架台	iron stand	硫酸铵	ammonium sulfate
过硫酸铵	ammonium persulfate	淀粉溶液	starch solution
碘化钾	potassium iodide		

实验 8　离子交换法测定氯化铅溶度积

一、实验目的

（1）了解离子交换树脂的性质和使用方法。
（2）学习用离子交换法测定难溶电解质的溶解度和溶度积的原理和方法。
（3）进一步熟练酸碱滴定的基本操作。

二、仪器与试剂

移液管（20 mL）、碱式滴定管（25 mL）、离子交换柱 1 支（即 50 mL 酸式滴定管）、滴定管夹和滴定管架 1 套、洗耳球、锥形瓶、温度计、$PbCl_2$ 饱和溶液、NaOH 标准溶液、$2\ mol \cdot L^{-1}\ HNO_3$ 溶液、强酸型离子交换树脂（15～50 目）15～20 g、溴化百里酚蓝指示剂、pH 试纸。

三、实验原理

离子交换树脂是分子中含有活性基团而能与其他物质进行离子交换的多孔性大分子化合物。含有酸性基团而能与其他物质交换阳离子的称为阳离子交换树脂，含有碱性基团而能与其他物质交换阴离子的称为阴离子交换树脂。根据离子交换树脂这一特性，广泛用它来进行水的净化及离子的分离和测定等。

本实验用强酸型阳离子交换树脂，与氯化铅饱和溶液中的铅离子进行交换，测定 $PbCl_2$ 饱和溶液中 Pb^{2+} 离子的浓度。每个 Pb^{2+} 和阳离子交换树脂上的两个 H^+ 发生交换，其反应如下：

$$RSO_3^- Na^+ + H^+ \Longleftrightarrow RSO_3^- H^+ + Na^+ \quad （转型）$$
$$2RSO_3^- H^+ + Pb^{2+} \Longleftrightarrow (RSO_3^-)_2 Pb^{2+} + 2H^+ \quad （交换）$$

显然，经过交换后，$PbCl_2$ 饱和溶液变成具有酸性的溶液，从离子交换柱中流出。可用已知浓度的 NaOH 标准溶液滴定流出液，根据用去的已知浓度的 NaOH 溶液的体积，即可算出 $PbCl_2$ 饱和溶液的浓度，而算出 $PbCl_2$ 的溶度积。

四、实验步骤

（1）装柱。在离子交换柱底部填入少量棉花，用去离子水润湿。将已用去离子水浸泡过的阳离子交换树脂加入交换柱内，至 40 mL 刻度，如水太多，可旋开玻璃塞，让水慢慢流出，直到液面略高于离子交换树脂后，关好玻塞。注意：离子交换树脂应尽可能填得紧密，不应留有气泡，若出现气泡可加入少量去离子水使液面高出树脂，并用玻璃棒搅动树脂，以便赶走气泡。

（2）转型（再生）。为了保证 Pb^{2+} 完全交换 H^+，必须将钠型完全转变为氢型，否则将使实验结果偏低。（为什么？）用 2 mol·L^{-1} HNO$_3$ 溶液 20 mL 以每分钟 40 滴的流速流过离子交换树脂，然后用去离子水洗涤树脂直到流出液呈近中性（用 pH 试纸检验）。

（3）交换和洗涤。测量并记录 $PbCl_2$ 饱和溶液的温度，用移液管准确吸取 20 mL $PbCl_2$ 饱和溶液于离子交换柱中，控制交换柱流出液的速度每分钟 20～25 滴，不宜太快，用清洁的锥形瓶承接流出液，待 $PbCl_2$ 饱和液液面略高于树脂面时，用约 50 mL 去离子水分数次洗涤离子交换树脂，以保证交换出的 H^+ 全部被淋洗出来（用去离子水洗涤 30 mL 后用 pH 试纸检验，直到流出液呈近中性后才停止洗涤），流出液一并承接在锥形瓶中，在交换和淋洗过程应注意勿使流出液丢失。

（4）滴定。将锥形瓶中的流出液用已知浓度的 NaOH 标准溶液滴定，加入 5 滴溴百里酚蓝作指示剂，溶液由黄色转变为鲜明的蓝色（pH = 6.5～7）即为滴定终点。准确记录滴定前后 NaOH 标准溶液的读数。

（5）树脂用后的处理。用去离子水充满离子交换柱。

五、数据记录与处理

$PbCl_2$ 饱和溶液的温度 t = ＿＿＿＿＿＿＿＿＿℃。

$PbCl_2$ 饱和溶液的体积 V（$PbCl_2$）= ＿＿＿＿＿＿＿＿ mL。

NaOH 标准溶液的浓度 c（NaOH）= ＿＿＿＿＿＿＿ mol·L^{-1}。

滴定前 NaOH 的读数 V_0 = ＿＿＿＿＿＿＿ mL。

滴定后 NaOH 的读数 V_1 = ＿＿＿＿＿＿＿ mL。

NaOH 标准溶液的用量 V（NaOH）= ＿＿＿＿＿＿ mL。

溶解度 S = c（Pb^{2+}）= $\dfrac{c\,（NaOH）\times V\,（NaOH）}{2\times V\,（PbCl_2）}$ = ＿＿＿＿＿＿＿ mol·L^{-1}。

溶度积 K_{sp} = 4 $[S]^3$。

六、思考题

（1）为什么要精确吸取 $PbCl_2$ 饱和溶液的体积？$PbCl_2$ 溶液若混悬 $PbCl_2$ 固体对实验结果有何影响？$PbCl_2$ 饱和溶液的温度是否指室温？

（2）离子交换操作过程中，为什么要控制液体的流速不宜太快？并应自始至终注意

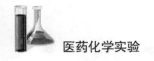

液面不得低于交换树脂?

[附] $PbCl_2$ 饱和溶液的制备

将过量 $PbCl_2$ 溶于经煮沸除去 CO_2 的去离子水中，经过充分搅动和放置，使溶解达到平衡。在使用前测量并记录饱和溶液的温度，并且定量滤纸过滤（所用的漏斗和容器必须是干燥的）。

Experiment 8   Determination of the Solubility Product Constant of
Lead Chloride by Ion-Exchange Chromatography

氯化铅饱和溶液　　　　　　saturated solution of lead chloride
硝酸　　　　　　　　　　　nitric acid，HNO_3
溴化百里酚蓝　　　　　　　bromothymol blue
阳离子交换树脂　　　　　　cation exchange resin
阴离子交换树脂　　　　　　anion exchange resin
去离子水　　　　　　　　　deionized water

实验9　醋酸解离平衡常数的测定

一、实验目的

（1）了解 pH 计（酸度计）的使用方法。
（2）了解弱酸解离平衡常数的测定方法。
（3）进一步加深有关质子传递平衡基本概念的认识。
（4）学习绘制滴定曲线。

二、仪器与试剂

pHs－3C 型酸度计 1 套、复合 pH 电极、电磁搅拌器、烧杯（100 mL）、移液管（10 mL）、碱式滴定管（25 mL）、锥形瓶、搅拌子 1 枚、NaOH 标准溶液、c（HAc）＝0.100 mol · L^{-1} HAc 溶液、pH＝4.00 标准缓冲溶液、酚酞指示剂。

三、实验原理

HAc 是一元弱酸，在水溶液中存在下列解离平衡：

$$HAc + H_2O \rightleftharpoons H_3O^+ + Ac^-$$

其解离平衡常数表达式为： $K(HAc) = \dfrac{[H_3O^+][Ac^-]}{[HAc]}$

如以对数式表示，则 $lgK(HAc) = lg[H_3O^+] + lg\dfrac{[Ac^-]}{[HAc]}$

当 $[Ac^-] = [HAc]$ 时 $lgK(HAc) = lg[H_3O^+] + lg1 = lg[H_3O^+]$

$$lgK(HAc) = -pH$$

如果在一定温度下测得 HAc 溶液中 $c(HAc) = c(Ac^-)$ 时的 pH 值，即可计算出 HAc 的解离平衡常数。

当 HAc 溶液用 NaOH 标准溶液滴定时，根据反应方程式：

$$HAc + OH^- \rightleftharpoons Ac^- + H_2O$$

HAc 和 NaOH 应以等物质的量完全反应，若 HAc 的初始物质的量有一半与 NaOH 作用时，则剩余的 HAc 物质的量正好等于生成的 Ac^- 的物质的量，此时 $c(HAc) = c(Ac^-)$，而 NaOH 的用量也应等于和 HAc 完全反应时需要量的一半。如果测得此时溶液的 pH 值，即可求得 HAC 的解离平衡常数。

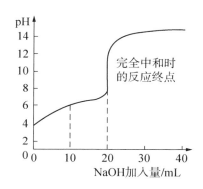

图 2－3　NaOH 滴定 HAc 的滴定曲线

利用 pH 计可以测得用不同量 NaOH 和一定量 HAc 反应时溶液的 pH 值变化。如果以 NaOH 的毫升数为横坐标，pH 值为纵坐标，可以作出 pH － NaOH（mL）的曲线（图 2－3），找出和 HAc 完全反应时 NaOH 的体积（V），取其一半（$V/2$），再从曲线图上找出相应的 pH 值，根据 $lgK = -pH$ 的关系，即可算出测定温度时 HAc 的解离平衡常数（图2－3）。

四、实验步骤

（1）用移液管吸取 $c(HAc) = 0.100\ mol \cdot L^{-1}$ HAc 溶液 10.00 mL，加 1 滴酚酞指示剂，用 NaOH 标准溶液滴定到溶液刚出现微红色且半分钟不消失时，记录所用去的 NaOH mL 数供下面测定 pH 值参考。

（2）了解酸度计的原理，熟悉其操作规程（见附录 1：PXSJ－216 型离子计的使用），用标准缓冲溶液校正酸度计，并记录室温。然后将电极用蒸馏水洗至近中性。

（3）用移液管吸取 $c(HAc) = 0.100\ mol \cdot L^{-1}$ HAc 溶液 10.00 mL 置于 100 mL 小烧杯中，加蒸馏水 40 mL，并放入一根搅拌子，将烧杯放在电磁搅拌器上，开动电磁搅拌器混合均匀后（搅拌约 1 min），在不断搅拌下，用酸度计测定其初始 pH 值，记录 NaOH 溶液的体积和 pH 值（表 2－3）。用上面同样的测定方法，逐次加入一定体积的 NaOH 溶液后（搅拌约 10 s），测定溶液的 pH 值。注意在 HAc 被反应一半附近（±1.0 mL）及滴定终点附近（±1.0 mL）的范围内每加入 0.1～0.2 mL NaOH 溶液测 1 次 pH，其他范围的测定可间隔大一些。

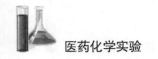

五、数据记录和处理

（1）记录：

室温_____ ℃。

HAc 溶液的初步滴定：V（NaOH）_____ mL，c（NaOH）_____ mol·L^{-1}。

表 2-3　NaOH 溶液的体积和 pH 值记录

NaOH（mL）	0.00	4.00						
pH								
NaOH（mL）								
pH								

（2）以 pH 值为纵坐标，以 NaOH 标准溶液的体积为横坐标绘制滴定曲线。

（3）从绘制的滴定曲线，找出完全反应时 NaOH 的体积。取其数值的 1/2，找出相应的 pH 值，计算出室温下 HAc 的解离平衡常数。

六、思考题

（1）根据 HAc 的解离平衡，在什么条件下才能从测得的 pH 值来计算 HAc 的解离平衡常数？

（2）当 HAc 的含量有一半被 NaOH 反应时，可以认为溶液中 c（HAc）= c（Ac^-），为什么？

（3）当 HAc 完全被 NaOH 反应时，反应终点的 pH 值是否等于 7，为什么？

（4）为何在 HAc 被反应一半及反应完全的附近点要求密集记录 pH 的数据？

（5）如果改变所测 HAc 溶液的温度，则解离常数有无变化？

Experiment 9　Determination of the Dissociation Constant of Acetic Acid

标准缓冲溶液	standard buffer solution
电磁搅拌器	electromagnetic stirring machine
酸度计	pH meter
玻璃电极	glass electrode
甘汞电极	calomel electrode

第三部分　分析化学实验

酸碱滴定法

实验 10　氢氯化钠标准溶液的配制和标定

一、实验目的

（1）了解碱标准溶液一般的配制和标定方法。
（2）掌握用邻苯二甲酸氢钾标定 NaOH 溶液的方法。
（3）掌握碱式滴定管的滴定操作和滴定终点的判断。

二、仪器与试剂

台秤、分析天平、移液管（10 mL）、容量瓶（100 mL）、碱式滴定管（25 mL）、锥形瓶、滴定管夹、滴定架、洗耳球、50% NaOH 溶液（约 14.5 mol·L^{-1}）、邻苯二甲酸氢钾（110～120 ℃干燥 2 小时后备用）、酚酞指示剂（0.2% 的乙醇溶液）。

三、实验原理

碱标准溶液常用 NaOH 来配制。KOH 一般并不优于 NaOH，而且价格高，因此仅在个别特殊情况下使用。

由于 NaOH 固体易吸收空气中的 CO$_2$ 和水分，因此碱标准溶液不能直接配制，而必须用标定法。

NaOH 吸收空气中的 CO$_2$，以及水中溶解的 CO$_2$，使配得的溶液中含有少量 Na$_2$CO$_3$。含有碳酸盐的标准碱溶液，将使滴定反应复杂化，甚至使测定发生一定的误差。因此应配制不含碳酸盐的碱溶液。

（1）取 1 份纯净的 NaOH 固体，加入 1 份水，搅拌使之溶解，配制成 50% 的 NaOH 浓溶液［饱和 NaOH 溶液的密度约 1.56，含量约为 52%（g/g），浓度约 20 mol·L^{-1}］。在此溶液中，碳酸钠几乎不溶解。待碳酸钠沉降下来之后，吸取上层清液，用新煮沸并冷却的蒸馏水稀释至所需的浓度。

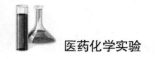

（2）1 L NaOH 标准溶液中，加入 1～2 mL 20% BaCl₂ 溶液，摇匀后用橡皮塞塞紧，静置过夜，待碳酸钡完全沉淀后，将上层清液转入另一试剂瓶中，塞好备用。

NaOH 溶液侵蚀玻璃，最好用塑料瓶贮存。在一般情况下，可用玻璃瓶贮存碱标准溶液，但须用橡皮塞。浓 NaOH 溶液和 NaOH 标准溶液在存放过程中要密封。因此，常安装虹吸管和钠石灰管，以防止其吸收空气中的 CO_2。

标定碱溶液时，常用邻苯二甲酸氢钾和草酸等作基准物质，亦可用标准溶液与之比较以进行间接标定。

用邻苯二甲酸氢钾（$KHC_8H_4O_4$）标定 NaOH 溶液时，反应如下：

$$\text{（苯环）}\begin{matrix}\text{—COOH}\\\text{—COOK}\end{matrix} + \text{NaOH} \rightleftharpoons \text{（苯环）}\begin{matrix}\text{—COONa}\\\text{—COOK}\end{matrix} + \text{H}_2\text{O}$$

化学计量点时，溶液 pH 值约为 9.1，可用酚酞作指示剂。

邻苯二甲酸氢钾易得到纯品，在空气中不吸水，容易保存，而且摩尔质量大，可相对降低称量误差。

四、实验步骤

1. NaOH 溶液（0.1 mol·L⁻¹）的配制

配制不含 CO_3^{2-} 的 NaOH 溶液，有两种方法。

（1）浓碱法。称取 NaOH 约 120 g，加蒸馏水 100 mL，搅拌使成饱和溶液。冷却后，置聚乙烯塑料瓶中，静置数日，澄清后作贮备液。量取上述贮备液 5.6 mL，置带有橡皮塞的试剂瓶中，加新煮沸过的冷蒸馏水至 1 000 mL，摇匀即得。

（2）在台秤上称取 4.4 g 固体 NaOH 于烧杯中，用少量水溶解后倒入试剂瓶中，再用水稀释至 1 L，加入 1～2 mL 20% BaCl₂ 溶液，摇匀后用橡皮塞塞紧，静置过夜。待沉淀沉降后，用倾泻法把上清液转入另一试剂瓶中，塞好备用。

2. NaOH 溶液（0.1 mol·L⁻¹）的标定

用减量法准确称取邻苯二甲酸氢钾 2.8～3.1 g（为什么？），倾入 100 mL 烧杯中，加入 50 mL 新煮沸并冷却蒸馏水，溶解后定量转移至 100 mL 容量瓶中，用新煮沸并冷却的蒸馏水稀释至刻度，摇匀。用移液管移取该液 10.00 mL 于 250 mL 锥形瓶中，加入酚酞指示剂 2 滴，用待标定的 NaOH 溶液滴定至溶液呈微红色，30 s 不褪色为终点。NaOH 溶液的浓度按下式计算：

$$c\,(\text{NaOH}) = \frac{m\,(\text{KHC}_8\text{H}_4\text{O}_4) \times \dfrac{10.00}{100.0} \times 1\,000}{M\,(\text{KHC}_8\text{H}_4\text{O}_4) \times V\,(\text{NaOH})}$$

式中，$M\,(\text{KHC}_8\text{H}_4\text{O}_4) = 204.2\ \text{g·mol}^{-1}$。

取平行操作 3 份的数据，分别计算 NaOH 溶液的浓度，求出浓度平均值及相对标准偏差。

五、注意事项

（1）固体 NaOH 应在表面皿上或小烧杯中称量，不能在称量纸上称量。

（2）配制好 NaOH 溶液后，应立即在贮液试剂瓶上贴一标签，注明试剂名称、配制日期、使用者姓名，并留一空位以备填入此溶液的准确浓度。

（3）盛装邻苯二甲酸氢钾的 3 个锥形瓶应编号，以免张冠李戴。

六、思考题

（1）配制标准溶液时，用台秤称取固体 NaOH 是否会影响溶液浓度的准确度？能否用纸称取固体 NaOH？为什么？

（2）滴定管在盛装标准溶液前为什么要用该溶液荡洗滴定管内壁 3 次？用于滴定的锥形瓶是否需要干燥？是否要用标准溶液荡洗？为什么？

（3）溶解基准物 $KHC_8H_4O_4$ 所用水的体积是否需要准确？为什么？

（4）装 NaOH 溶液的试剂瓶或滴定管不宜用玻塞，为什么？

（5）以 $KHC_8H_4O_4$ 为基准物标定 NaOH 溶液（$0.1\ mol \cdot L^{-1}$）时，基准物称取量如何计算？

（6）用 $KHC_8H_4O_4$ 标定 NaOH 溶液时，为什么不用甲基橙作指示剂？

（7）在每次滴定结束后，为什么要将标准溶液加至滴定管零点，然后进行第二次滴定？

（8）邻苯二甲酸氢钾没按规定干燥，温度高于 125 ℃，致使此基准物质中有少部分变成酸酐，问仍使用此基准物质标定 NaOH 溶液时，其结果会如何变化？

七、讨论

（1）配制的 NaOH 溶液浓度约为 $0.1\ mol \cdot L^{-1}$，其准确浓度需通过标定求得。由于只需准确到 1～2 位有效数字，故称量和体积的相对误差可大一些。称量 NaOH 只需用台秤，不必用分析天平，量取蒸馏水或溶液采用量筒或量杯即可。但是，在标定溶液的整个过程中，一切操作要求严格、准确。如称量基准物要用分析天平，称至小数点后 4 位有效数字。又如滴定管读数应读至小数点后第二位。"粗、细要分清，严、松要有界限"。这些"量"的概念很重要，学生可通过实验加深理解。

（2）如要大批量使用氢氧化钠溶液，可先配制成贮备液，然后再稀释。由于贮备液浓度大，久置后易吸收 CO_2 及水分，影响浓度的准确性。为了避免吸收空气中 CO_2 和水分，可在瓶塞（橡皮塞）上打一孔，带一有碱石灰的过滤器。又由于苛性碱溶液严重侵蚀玻璃，不能用玻璃塞，只能用橡皮塞塞住玻璃瓶。NaOH 溶液最好保存在聚乙烯塑料瓶中。

NaOH 标准溶液浓度的测定，虽然也可以通过已知浓度的 HCl 溶液进行标定，但测得的浓度准确度略差。测法是：放出一定体积的 NaOH 溶液，加甲基橙指示液，用已知浓度

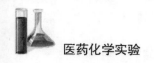

的 HCl 溶液滴定至溶液由黄色变为橙色为止。读取 NaOH 及 HCl 溶液的体积，按公式

$$c(\text{NaOH}) = \frac{c(\text{HCl}) \ V(\text{HCl})}{V(\text{NaOH})}$$

算出 NaOH 的浓度。由于增加了一次体积测量误差，使误差迭加从而使误差增大。故标准溶液浓度的测定，以基准物质标定其浓度为好。

Experiment 10　Preparation and Standardization of NaOH Standard Solution

氢氧化钠	sodium hydroxide
配制	preparation
标定	standardization
邻苯二甲酸氢钾	potassium hydrogen phthalate（KHP）
酚酞	phenolphthalein
酸碱滴定法	acid-base titration

实验 11　食醋中总酸度的测定

一、实验目的

通过食醋中总酸度的测定，进一步掌握酸碱滴定法的应用。

二、仪器与试剂

容量瓶（100 mL）、移液管（25 mL 及 10 mL 各 1 支）、碱式滴定管（25 mL）、锥形瓶、市售食醋、NaOH 标准溶液、酚酞指示剂。

三、实验原理

检定食醋的质量，必须测定食醋的总酸度。食醋中约含醋酸（CH_3COOH，$K_a = 1.8 \times 10^{-5}$）3%～5%；此外，还含有少量其他有机酸，如乳酸（$CH_3CHOHCOOH$，$K_a = 1.4 \times 10^{-4}$）等。在测定食醋的总酸度时，以含量最多的醋酸来表示。食醋中醋酸的测定，是一种强碱对弱酸的滴定，应以酚酞为指示剂。其反应式如下：

$$HAc + NaOH = NaAc + H_2O$$

四、实验步骤

用移液管吸取市售食醋 25.00 mL 于洁净的 100 mL 容量瓶中，用蒸馏水稀释至刻度，充分摇匀。

再用移液管吸取上述稀释的食醋溶液 10.00 mL 于锥形瓶中，加酚酞指示剂 1 滴，然后用 NaOH 标准溶液滴定至溶液呈微红色，且半分钟不消失即为滴定终点，记下滴定结果。按下式计算 100 mL 食醋中所含 HAc 的量（g）：

$$\omega\text{（HAc）} = \frac{c\text{（NaOH）} \times V\text{（NaOH）} \times \dfrac{M\text{（HAc）}}{1\,000}}{V\text{（HAc）}}$$

式中，V（HAc）为实际参加反应的食醋用量（mL）；M（HAc）$= 60.05 \text{ g} \cdot \text{mol}^{-1}$。

取平行操作 3 份的数据，分别计算食醋中的醋酸含量，求出含量平均值及相对标准偏差。

五、思考题

（1）在食醋总酸度的测定中，为什么选用酚酞为指示剂？能否用甲基橙或甲基红？

（2）移液管使用前，为什么要用所吸溶液洗 2～3 次？使用时应注意些什么？

（3）测定食醋总酸度前，为什么要进行稀释？

（4）NaOH 标准溶液如果放置太久，会吸收空气中的 CO_2，用这样的 NaOH 去测定 HAc 的含量将有何影响？

Experiment 11   Determination of Total Acidity of Vinegar

醋酸	acetic acid，HAc	醋	vinegar

实验 12　阿司匹林的含量测定

一、实验目的

（1）掌握用酸碱滴定法测定阿司匹林含量的原理和操作。

（2）掌握酚酞指示剂的滴定终点。

（3）在减量法称量中，学会应用"估堆"方法。

二、仪器与试剂

碱式滴定管（25 mL）、锥形瓶（250 mL）、烧杯（100 mL）、量筒（100 mL，10 mL）、阿司匹林（原料药）、NaOH 标准溶液（0.1 mol·L^{-1}）、酚酞指示液（0.1% 乙醇液）、中性乙醇［取 40 mL 95% 乙醇，加酚酞指示液 8 滴，用 NaOH 液（0.1 mol·L^{-}）滴定至淡红色即得］。

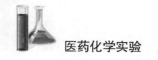

三、实验原理

阿司匹林为 2 - （乙酰氧基）苯甲酸（又名乙酰水杨酸），属芳酸酯类药物，分子结构中含有羧基，在溶液中可离解出 H^+ 离子，故可用标准碱溶液直接滴定，其滴定反应为：

图：苯环-COOH/OCOCH₃ + NaOH →(10℃以下) 苯环-COONa/OCOCH₃ + H₂O

化学计量点时，生成物是强碱弱酸盐，溶液呈微碱性，应选用碱性区域变色的指示剂，本实验选用酚酞。

四、实验步骤

分析天平精密称取阿司匹林 0.30～0.35 g 于锥形瓶中。加中性乙醇（对酚酞指示液显中性）10 mL 溶解后，在不超过 10℃的温度下，用 NaOH 溶液（0.1 mol·L^{-1}）快速滴定至淡红色，30 s 内不褪色即为终点。注意快速旋摇，防止局部过浓。

五、数据处理

阿司匹林（$C_9H_8O_4$）的质量分数按下式计算：

$$\omega(C_9H_8O_4) = \frac{c(NaOH) \times V(NaOH) \times \dfrac{M(C_9H_8O_4)}{1\,000}}{m(样品)}$$

式中，$M(C_9H_8O_4) = 180.2\ g·mol^{-1}$。

取平行操作 3 份的数据，分别计算质量分数，求出质量分数平均值及相对标准偏差。

六、注意事项

（1）操作中必须控制温度在 10 ℃以下，是为了防止 NaOH 与阿司匹林中的一个酯基发生水解反应而多消耗 NaOH 溶液，使分析结果偏高。其反应式如下：

图：苯环-COOH/OCOCH₃ + 2NaOH → 苯环-COONa/OH + CH₃COONa + H₂O

（2）阿司匹林在水中微溶，在乙醇中易溶，故选用乙醇为溶剂。乙醇的极性又较小，使阿司匹林的水解度降低，从而抑制了阿司匹林的水解。

（3）实验中应尽可能少用水。为此，洗净的锥形瓶应倒置沥干，近终点时，不用水而用中性乙醇荡洗瓶的内壁。

七、思考题

（1）以 NaOH 溶液滴定阿司匹林，属于哪一类滴定？怎样选择指示剂？

（2）本实验所用乙醇，为什么要加 NaOH 溶液至对酚酞指示液显中性？

（3）本实验中，每份样品仅需加中性乙醇 10 mL，为什么要同时配制 40 mL？

（4）配制酸、碱标准溶液时，溶液已充分摇匀，以后使用时是否还需摇匀？

（5）操作步骤中，每份样品重 0.30～0.35 g 是怎样求得的？

（6）根据操作步骤，每份样品应称取 0.30～0.35 g，今有一份样品倒出过多，其重量达 0.385 9 g，问是否需要重称？

八、讨论

（1）市售乙醇含有微量酸，若不经处理直接作为溶剂，滴定时必多消耗 NaOH 溶液使测定结果偏高，故实验中应先配制中性乙醇。

（2）"平行原则"是分析化学实验中必须遵循的一种原则。即在分析化学实验中，对同一样品必须同时测定 3 份或 3 份以上，以检查测定结果的精密度。要求这 3 份样品应按照相同的操作步骤进行操作，包括加入试剂的次序、试剂的量、时间等均应相同，这就叫作"平行原则"。如本实验中，中性乙醇的配制，每份样品仅需用 10 mL，我们却同时配制 40 mL，然后在 3 个锥形瓶中分别加入 10 mL 中性乙醇，这样可减少测定误差，获得较好的精密度。

（3）化学分析实验中，一般要求平行测定 3 份，故需用减量法称取 3 份样品。由于不同样品的性质各异，比重不同，对初学者来说，应倒出多少样品才是 0.30～0.35 g 呢？此时可采用"估堆"方法，先倒出样品于一洗净沥干的锥形瓶中，则可估计 0.30～0.35 g 样品有多少。在称取第二、三份样品时，可根据第一份样品"堆"的大小倒出样品。这样既可使称量的量符合称量范围，而且可使称量速度加快。

Experiment 12　Determination of Aspirin

阿司匹林　　　aspirin　　　氢氧化钠　　　sodium hydroxide

实验 13　盐酸标准溶液的配制和标定

一、实验目的

（1）了解酸标准溶液一般的配制和标定方法。

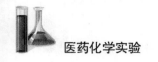

（2）掌握用硼砂或 Na_2CO_3 标定 HCl 溶液的方法。

二、仪器与试剂

量筒、分析天平、酸式滴定管（25 mL）、容量瓶（100 mL）、移液管（10 mL）、锥形瓶、烧杯、浓 HCl、硼砂（$Na_2B_4O_7 \cdot 10H_2O$）、基准物质（保存在有 NaCl 和蔗糖饱和溶液的干燥器中）、甲基红指示剂（0.1% 的 60% 乙醇溶液）、Na_2CO_3 基准物质（270 ～ 300 ℃干燥 1 小时，稍冷后置于干燥器中冷却至室温备用，1 周内有效）、甲基橙指示剂（0.1% 水溶液）。

三、实验原理

酸标准溶液通常用 HCl 或 H_2SO_4 来配制。HCl 是强酸，绝大多数氯化物易溶于水，不会破坏指示剂，稀 HCl 的稳定性也较好。如果试样要和过量的酸标准溶液共同煮沸时，最好是 H_2SO_4 标准溶液。尤其是当酸标准溶液的浓度较高时，更应如此。

浓 HCl 和浓 H_2SO_4 没有确定的准确浓度。因此，酸标准溶液通常不是直接配制的，而是先配制成近似浓度 $[c(H_3O^+)$ 通常为 0.05 ～ 0.5 mol·L^{-1}，最常用的是 0.1 mol·$L^{-1}]$，然后用基准物质标定。

硼砂和无水 Na_2CO_3 等常用作标定酸的基准物质。

用硼砂标定 HCl 时，反应如下：

$$Na_2B_4O_7 + 2HCl + 5H_2O = 4H_3BO_3 + 2NaCl$$

化学计量点时反应产物为 H_3BO_3（$K_a = 5.8 \times 10^{-10}$）和 NaCl，溶液的 pH 值约为 5.1。滴定的 pH 突跃范围为 5.9 ～ 4.3，可用甲基红作指示剂。也可用甲基红 - 溴甲酚绿混合指示剂，终点颜色由绿色变为暗紫色。

硼砂含有 10 个结晶水，摩尔质量较大，使称量相对误差较小，但当相对湿度小于 39% 时，会风化失去部分结晶水。因此，在准确的分析工作中常将硼砂保存在相对湿度为 60% 左右的恒湿器中（于干燥器的底部放置 NaCl 和蔗糖的饱和溶液）。

用无水 Na_2CO_3 标定 HCl 时，选用甲基橙作指示剂，反应如下：

$$Na_2CO_3 + 2HCl = 2NaCl + H_2CO_3$$
$$H_2CO_3 = H_2O + CO_2 \uparrow$$

反应生成的 H_2CO_3，其过饱和部分分解逸出，饱和溶液的 pH 值约为 3.9，以甲基橙为指示剂滴定至橙色（pH≈4.0）为终点。也可以选用甲基红或甲基红 - 溴甲酚绿混合指示剂，但滴定至红色时要停下来煮沸溶液以除去大部分 CO_2，冷却后再滴定至红色为终点。

Na_2CO_3 必须在 270 ～ 300 ℃干燥 1 小时，这时可能存在的少量 $NaHCO_3$ 可以完全转变为 Na_2CO_3。Na_2CO_3 稍具吸湿性，但对称量并不造成太大的影响。

四、实验步骤

1. 0.1 mol·L^{-1} HCl 溶液的配制

用 10 mL 量筒或吸量管量取浓 HCl（约 12 mol·L^{-1}）8.4 mL，倒入装有 990 mL 蒸馏水的 1000 mL 试剂瓶中，盖上玻璃塞，摇匀。

2. 0.1 mol·L^{-1} HCl 溶液的标定

（1）用无水 Na$_2$CO$_3$ 标定。用减量法准确称取无水 Na$_2$CO$_3$ 0.55～0.70 g 于 100 mL 烧杯中，加入约 40 mL 蒸馏水溶解，定量转移至 100 mL 容量瓶中，用蒸馏水稀释至刻度，摇匀。

用移液管移取上液 10.00 mL 于 250 mL 锥形瓶中，加 1～2 滴甲基橙指示剂，用待标定的 HCl 溶液滴定至溶液由黄色变橙色为终点。按下式计算 HCl 溶液的浓度：

$$c(\text{HCl}) = \frac{m(\text{Na}_2\text{CO}_3) \times \frac{10.00}{100.0} \times 2 \times 1\,000}{M(\text{Na}_2\text{CO}_3) \times V(\text{HCl})}$$

式中，$M(\text{Na}_2\text{CO}_3) = 106.0$ g·mol^{-1}。

取平行操作 3 份的数据，分别计算 HCl 溶液的浓度，求出浓度平均值及相对标准偏差。

（2）用硼砂标定。用减量法准确称取 Na$_2$B$_4$O$_7$·10H$_2$O 2.0～2.5 g 于 100 mL 烧杯中，加入约 50 mL 蒸馏水温热溶解，冷至室温后定量转移至 100 mL 容量瓶中，用蒸馏水稀释至刻度，摇匀。

用移液管移取上液 10.00 mL 于 250 mL 锥形瓶中，加 1～2 滴甲基红指示剂，用待标定的 HCl 溶液滴定至溶液由黄色恰变为浅红色为终点。按下式计算 HCl 溶液的浓度：

$$c(\text{HCl}) = \frac{m(\text{Na}_2\text{B}_4\text{O}_7 \cdot 10\text{H}_2\text{O}) \times \frac{10.00}{100.0} \times 2 \times 1\,000}{M(\text{Na}_2\text{B}_4\text{O}_7 \cdot 10\text{H}_2\text{O}) \times V(\text{HCl})}$$

式中，$M(\text{Na}_2\text{B}_4\text{O}_7 \cdot 10\text{H}_2\text{O}) = 381.43$ g·mol^{-1}。

取平行操作 3 份的数据，分别计算 HCl 溶液的浓度，求出浓度平均值及相对标准偏差。

五、注意事项

（1）由于 Na$_2$CO$_3$ 易吸水，因此称量要快。

（2）近终点时，由于形成 H$_2$CO$_3$–NaHCO$_3$ 缓冲溶液，pH 变化不大，终点不敏锐，为此需加热煮沸溶液 2 min，冷却后再滴定（或旋摇 2 min）。

（3）煮沸或旋摇溶液时，需防止溶液溅出。

（4）终点颜色变化，由黄色→浅黄色，此时已近终点，旋摇溶液 2 min，溶液又变为黄色，继续用 HCl 溶液慢慢滴定至橙色，即为终点。

（5）正确使用酸式滴定管，如活塞涂凡士林，检查是否漏水，气泡的排除，近终点

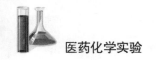

时如何控制 1 滴、半滴等基本操作。

六、思考题

(1) 如何配制 HCl 溶液（0.1 mol·L^{-1}）1 000 mL？

(2) 实验中所用锥形瓶是否需要烘干？加入蒸馏水的量是否需要准确？

(3) 用 Na$_2$CO$_3$ 标定 HCl 溶液，滴定至近终点时，为什么需将溶液煮沸？煮沸后为什么又要冷却后再滴定至终点？

(4) 用 Na$_2$CO$_3$ 为基准物标定 HCl 溶液（0.1 mol·L^{-1}）时，基准物的取量如何计算？

七、讨论

(1) 若标定 HCl 溶液的 Na$_2$CO$_3$ 纯度不够，则可能含有少量 NaHCO$_3$。在 270 ℃ 加热至恒重的目的是使少量 NaHCO$_3$ 转变为 Na$_2$CO$_3$，同时也可除去 Na$_2$CO$_3$ 中的水分。具体操作如下：将 Na$_2$CO$_3$ 放在干净的坩埚内，在砂浴上维持 260～280 ℃（不得超过 300 ℃，否则部分 Na$_2$CO$_3$ 分解为 Na$_2$O 和 CO$_2$）1 h，然后放在干燥器中冷却 30 min，称重。再在沙浴上加热半小时，在干燥器中放置 30 min，取出称重，直至恒重。

(2) 若用硼砂为基准物质，可在水中重结晶两次提纯。取硼砂 8 g 溶于 25 mL 蒸馏水中，加热至 60 ℃，在保温漏斗中过滤（注意勿使晶体在 55 ℃ 以下析出，以保证含 10 分子结晶水）。所得结晶需用水、酒精、乙醚各洗涤两次，然后在 70% 的相对湿度空气中干燥（置于 NaCl 和蔗糖饱和溶液的干燥器中），至用玻璃棒搅拌时不再黏附为止。

Experiment 13　Preparation and Standardization of HCl Standard Solution

盐酸	hydrochloric acid，HCl
配制	preparation
标定	standardization
硼砂	sodium borate / sodium tetraborate，Na$_2$B$_4$O$_7$
碳酸钠	sodium carbonate，Na$_2$CO$_3$
甲基红	methyl red
甲基橙	methyl orange

实验 14　碳酸氢钠片中 NaHCO$_3$ 含量的测定

一、实验目的

(1) 了解碳酸氢钠片（药用小苏打）中 NaHCO$_3$ 含量的测定方法。

（2）继续学习滴定分析的基本操作。

（3）了解混合指示剂的优点和使用方法。

二、仪器与试剂

台秤、分析天平、酸式滴定管（25 mL）、容量瓶（100 mL）、移液管（10 mL）、锥形瓶、烧杯、碳酸氢钠片试样、HCl 标准溶液、甲基红－溴甲酚绿指示剂。

三、实验原理

碳酸氢钠片是临床上常用药品之一。根据《中华人民共和国药典》2005 年版的规定，本品含量应为标示量的 95.0%～105.0%。例如标示量为 0.5 g 的碳酸氢钠片，所含 NaHCO$_3$ 的质量为 0.475～0.525 g，否则即不符合药典的规定。

NaHCO$_3$ 溶于水后形成 HCO$_3^-$，是一弱离子碱，可用 HCl 标准液直接进行滴定，以甲基红－溴甲酚绿为指示剂（也可用甲基橙指示剂）。反应如下：

$$NaHCO_3 + HCl = NaCl + CO_2 \uparrow + H_2O$$

四、实验步骤

精密称取研细后碳酸氢钠片样品 0.9～1.4 g（准确至 0.1 mg），置于 100 mL 烧杯中，加入约 40 mL 蒸馏水溶解，定量转移至 100 mL 容量瓶中，用蒸馏水稀释至刻度，摇匀。

用移液管移取上液 10.00 mL 于 250 mL 锥形瓶中，加甲基红－溴甲酚绿指示剂 10 滴，用 HCl 标准溶液滴定至溶液由绿色转变为紫红色，煮沸 2 min，冷至室温，继续滴定至溶液由绿色转变为暗紫色即为终点，记下滴定结果。按上述操作重复 2 次，取其滴定结果的平均值，按下式计算碳酸氢钠片中 NaHCO$_3$ 的质量分数。

$$\overline{\omega}\,(NaHCO_3) = \dfrac{c\,(HCl)\ \cdot V\,(HCl)\ \times \dfrac{M\,(NaHCO_3)}{1\,000}}{m\,(\text{碳酸氢钠片样品})\ \times \dfrac{10.00}{100.0}}$$

式中，M（NaHCO$_3$）= 84.01 g·mol^{-1}。

取平行操作 3 份的数据，分别计算碳酸氢钠片中 NaHCO$_3$ 的质量分数，求出质量分数平均值及相对标准偏差。

五、思考题

（1）在碳酸氢钠片的含量测定中，选用的指示剂为何与测定食醋时不同？

（2）滴定分析中量取溶液体积中的主要精密量器，如滴定管、容量瓶、移液管，记录时以毫升为单位应记录至小数点后第几位？

（3）滴定管、容量瓶、移液管、锥形瓶等这些容量器皿在盛液前，哪些该用待盛液

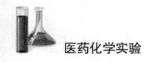

淋洗 2～3 遍？哪些不能？

Experiment 14　Determination of NaHCO₃ in Sodium Bicarbonate Tablets

碳酸氢钠，小苏打　　　　　Sodium bicarbonate，NaHCO₃
甲基红－溴甲酚绿　　　　　Methyl red-bromocresol green

实验 15　药用硼砂的含量测定

一、实验目的

（1）掌握用甲基红指示剂的变色范围和终点判定，正确观察终点。
（2）巩固酸碱滴定中弱碱的测定原理。
（3）熟练掌握酸式滴定管的操作技术。

二、仪器与试剂

酸式滴定管（25 mL）、锥形瓶（250 mL）、量筒（100 mL）、电炉、硼砂（药用）、HCl 标准溶液（0.1 mol·L⁻¹）、甲基红指示液（0.1% 乙醇溶液）。

三、实验原理

硼砂（$Na_2B_4O_7·10H_2O$）是一种弱碱，可用 HCl 测定它的含量。其滴定反应式如下：

$$Na_2B_4O_7 + 2HCl + 5H_2O = 2NaCl + 4H_3BO_3$$

滴定产物 H_3BO_3（$K_a = 7.3 \times 10^{-10}$）是一个很弱的酸，并不干扰用 HCl 标准溶液对硼砂的测定。化学计量点的 pH = 5.1，可选用甲基红为指示剂。

四、实验步骤

取硼砂 0.30～0.35 g，精密称定。加 50 mL 水溶解（必要时加热，滴定前冷却至室温），加甲基红指示液 2 滴，用 HCl 标准溶液（0.2 mol·L⁻¹）滴定，至溶液由黄色变为橙色，即为终点。

五、数据处理

硼砂的质量分数按下式计算：

$$\omega\,(\mathrm{Na_2B_4O_7 \cdot 10H_2O}) = \dfrac{c\,(\mathrm{HCl}) \cdot V\,(\mathrm{HCl}) \times \dfrac{1}{2} \times \dfrac{M\,(\mathrm{Na_2B_4O_7 \cdot 10H_2O})}{1\,000}}{m\,(样品)} \times 100$$

式中，$M\,(\mathrm{Na_2B_4O_7 \cdot 10H_2O}) = 381.37\ \mathrm{g \cdot mol^{-1}}$。

取平行操作 3 份的数据，分别计算质量分数，求出质量分数平均值及相对标准偏差。

六、注意事项

（1）硼砂量大，不易溶，必要时可在电炉上加热使溶解，放冷后再滴定。
（2）终点应为橙色，若偏红，则滴定过量，使结果偏高。

七、思考题

（1）硼砂是弱碱，能用 HCl 标准溶液直接滴定。醋酸钠也是弱碱，是否能用 HCl 标准溶液直接滴定？
（2）硼砂用 HCl 标准溶液（0.1 mol·L⁻¹）滴定时，化学计量点的 pH 值如何？
（3）硼砂若部分风化，则测定结果偏高还是偏低？

八、讨论

（1）设用 HCl 标准溶液（$0.1\ \mathrm{mol \cdot L^{-1}}$）滴定 $\mathrm{Na_2B_4O_7}$ 溶液（$0.050\ \mathrm{mol \cdot L^{-1}}$），至化学计量点时被稀释 1 倍应为 $0.025\ \mathrm{mol \cdot L^{-1}}$，因此化学计量点时 $[\mathrm{H_3BO_3}] = 4 \times 0.025 = 0.10\ \mathrm{mol \cdot L^{-1}}$

则 $[\mathrm{H_3O^+}] = \sqrt{K_a c} = \sqrt{7.3 \times 10^{-10} \times 0.10} = 8.5 \times 10^{-6}\ (\mathrm{mol \cdot L^{-1}})$

$\mathrm{pH} = -\lg 8.5 \times 10^{-6} = 5.07$

这时可选用甲基红（变色范围 pH 为 4.4～6.2）作指示剂。

（2）$\mathrm{Na_2B_4O_7 \cdot 10H_2O}$ 可看成是 $\mathrm{H_3BO_3}$ 和 $\mathrm{NaH_2BO_3}$ 按 1:1 组成，则

$$\mathrm{B_4O_7^{2-} + 5H_2O \rightleftharpoons 2H_2BO_3^- + 2H_3BO_3}$$

$\mathrm{H_3BO_3}$ 的 $K_b = \dfrac{K_w}{K_a} = \dfrac{1.0 \times 10^{-14}}{7.3 \times 10^{-10}} = 1.4 \times 10^{-5}$

由于 $cK_b > 10^{-8}$，故可用 HCl 标准溶液直接滴定。

NaAc 同是弱碱，但其 $K_b = \dfrac{1.0 \times 10^{-14}}{1.75 \times 10^{-5}} = 5.7 \times 10^{-10}$，$cK_b < 10^{-8}$，故不能用 HCl 标准溶液直接滴定。

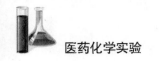

Experiment 15　　Determination of Borax

硼砂　　　borax

氧化还原滴定法

实验 16　碘标准溶液的配制与标定

一、实验目的

通过实验学习直接碘量法原理及掌握碘标准溶液标定方法。

二、仪器与试剂

酸式滴定管（25 mL）、移液管（10 mL）、锥形瓶、c（I_2）为 0.05mol·L^{-1}的碘标准溶液、已标定的 $Na_2S_2O_3$ 标准溶液、淀粉指示剂。

三、实验原理

标定碘溶液浓度时，可用已标定好的 $Na_2S_2O_3$ 标准溶液来标定，其离子反应式如下：

$$I_2 + 2S_2O_3^{2-} = 2I^- + S_4O_6^{2-}$$

$S_2O_3^{2-}$ 与 I_2 之间的反应很迅速、完全，但必须在中性或弱酸性溶液进行。

四、实验步骤

1. 碘标准溶液的配制

于台秤上称取碘 13 g，放入一盛有 KI 溶液（36%）100 mL 的玻璃研钵中研磨使之完全溶解，然后转移至烧杯中，加 HCl 3 滴，加蒸馏水至 1 000 mL，过滤，即得。（若将碘和碘化钾固体事先研细，在烧杯中溶解完全，然后稀释至 1 000 mL，无需过滤。）

2. 碘标准溶液的标定

用移液管吸取已标定的 $Na_2S_2O_3$ 标准溶液 10.00 mL 于锥形瓶中，加淀粉指示剂1 mL，用 I_2 溶液滴定至出现持续蓝色即为终点，记下滴定结果。按下式计算碘标准溶液的浓度：

$$c\ (I_2)\ = \frac{c\ (Na_2S_2O_3)\ V\ (Na_2S_2O_3)}{2V\ (I_2)}$$

取平行操作 3 份的数据，分别计算碘标准溶液的浓度，求出浓度平均值及相对标准偏差。

五、思考题

碘标准溶液标定时为什么必须在中性或弱酸性溶液中进行？

Experiment 16   Preparation and Standardization of Iodine Standard Solution

碘	iodine，I_2	氧化还原滴定法	oxidation-reduction titration
碘量法	iodimetry	淀粉指示剂	starch indicator

实验 17   维生素 C 含量的测定

一、实验目的

通过实验掌握碘量法的应用。

二、仪器与试剂

分析天平、台秤、酸式滴定管（25 mL）、锥形瓶、维生素 C 固体、碘标准溶液、稀醋酸（取冰醋酸 60 mL，加水稀释至 1 000 mL 即得）、淀粉指示剂（取可溶性淀粉 0.5 g，加水 5 mL 搅匀后，缓缓倾入 100 mL 沸水中，随加随搅拌，继续煮沸 2 min，放冷，倾取上层清液，即得。本液应临时配制）。

三、实验原理

维生素 C 即抗坏血酸，M（$C_6H_8O_6$）= 176.13 g·mol^{-1}。

维生素 C 分子中的烯醇基 $\underset{\text{O}\quad\text{O}}{-\overset{\text{OH OH}}{\text{C}=\text{C}}-}$ 具有较强的还原性，它可以被碘氧化成二酮基（$\underset{\text{O}\quad\text{O}}{-\overset{\|\quad\|}{\text{C}-\text{C}}-}$）所以可用直接碘量法测定。

其氧化还原反应如下：
本品含 $C_6H_8O_6$ 不得少于 99.0%（《中华人民共和国药典》2010 年版）。

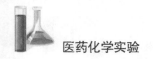
$$C-C=C-C-C-CH_2 + I_2 \longrightarrow C-C=C-C-C-CH_2 + 2HI$$

四、实验步骤

精密称取维生素 C 样品 0.05～0.08 g（准确至 0.1 mg）置于干净已编号的锥形瓶中，加新煮沸过的冷蒸馏水 50 mL、稀醋酸 5 mL 使其溶解，加淀粉指示剂 1 mL，立即用碘标准溶液滴定至溶液显持续蓝色即为终点，记下滴定的结果，按下式计算维生素 C 的含量：

$$\omega\ (C_6H_8O_6)\ =\ \frac{c\ (I_2)\ V\ (I_2)\ \dfrac{M\ (C_6H_8O_6)}{1\ 000}}{m\ (维生素\ C\ 样品)}$$

式中，$M\ (C_6H_8O_6)\ =\ 176.13\ g \cdot mol^{-1}$。

取平行操作 3 份的数据，分别计算质量分数，求出质量分数平均值及相对标准偏差。

五、思考题

（1）溶解样品时为什么要用新煮沸并放冷的蒸馏水？
（2）测定维生素 C 含量时为什么要加醋酸？

Experiment 17　Determination of Vitamin C

维生素 C，抗坏血酸　　　　Vitamin C，Ascorbic acid

实验 18　硫代硫酸钠标准溶液的配制与标定

一、实验目的

（1）掌握 $Na_2S_2O_3$ 标准溶液的配制方法和注意事项。
（2）学习使用碘量瓶和正确判断淀粉指示液指示的终点。
（3）了解置换碘量法的过程、原理，掌握用基准物 $K_2Cr_2O_7$ 标定 $Na_2S_2O_3$ 溶液的方法。

二、仪器与试剂

碱式滴定管（25 mL）、烧杯（100 mL）、容量瓶（100 mL）、碘量瓶（250 mL）、移液管（10 mL）、量筒（10 mL、100 mL）、牛角匙、洗耳球、$Na_2S_2O_3 \cdot 5H_2O$（AR）、Na_2CO_3（AR）、$K_2Cr_2O_7$（基准物质）、KI（AR）、HCl 溶液（4 mol·L^{-1}）、淀粉指示液（0.5% 水溶液）。

三、实验原理

（1）硫代硫酸钠（$Na_2S_2O_3 \cdot 5H_2O$）一般都含有少量杂质，如 S、Na_2SO_3、Na_2SO_4 及 NaCl 等，同时还容易风化和潮解，因此不能直接配制。通常用 $Na_2S_2O_3 \cdot 5H_2O$ 配制标准溶液，用基准物标定。由于 $Na_2S_2O_3$ 遇酸即迅速分解产生 S，配制时若水中含 CO_2 较多，则 pH 偏低，容易使配制的 $Na_2S_2O_3$ 变混浊。另外水中若有微生物也慢慢分解 $Na_2S_2O_3$。因此，配制 $Na_2S_2O_3$ 通常用新煮沸放冷的蒸馏水，并先在水中加入少量 Na_2CO_3，然后再把 $Na_2S_2O_3$ 溶于其中。

（2）标定 $Na_2S_2O_3$ 溶液可用 $KBrO_3$、KIO_3、$K_2Cr_2O_7$、$KMnO_4$ 等氧化剂，以 $K_2Cr_2O_7$ 用得最多。标定时采用置换碘量法，使 $K_2Cr_2O_7$ 先与过量 KI 作用，再用欲标定浓度的 $Na_2S_2O_3$ 溶液滴定析出的 I_2。第一步反应为：

$$Cr_2O_7^{2-} + 14H^+ + 6I^- \rightarrow 3I_2 + 2Cr^{3+} + 7H_2O$$

在酸度较低时此反应完成较慢，若酸度太强又有使 KI 被空气氧化成 I_2 的危险。因此必须注意酸度的控制，并避光放置 10 min，此反应才能定量完成。析出的 I_2 再用 $Na_2S_2O_3$ 溶液滴定，以淀粉溶液为指示剂。第二步反应为：

$$I_2 + 2S_2O_3^{2-} \rightarrow 2I^- + S_4O_6^{2-}$$

K_2CrO_7 与 $Na_2S_2O_3$ 的计量关系为：1 mol K_2CrO_7 生成 3 mol I_2，需 6 mol $Na_2S_2O_3$ 定量反应，即为 1:6。

四、实验步骤

1. $Na_2S_2O_3$ 标准溶液（0.1 mol·L^{-1}）的配制

在 1 000 mL 含有 0.2 g Na_2CO_3 的新煮沸放冷的蒸馏水中加入 $Na_2S_2O_3 \cdot 5H_2O$ 26 g，使完全溶解，放置 2 周后再标定。

2. $Na_2S_2O_3$ 标准溶液（0.1 mol·L^{-1}）的标定

（1）用固定质量称量法称取在 140～150 ℃ 干燥至恒重的基准物 $K_2Cr_2O_7$ 0.8～0.9 g 于小烧杯中，加水使溶解，定量转移到 100 mL 容量瓶中，加水至刻线，混匀，备用。

（2）用移液管量取 10.00 mL $K_2Cr_2O_7$ 溶液于碘量瓶中，加 KI 1 g，蒸馏水 10 mL，HCl 溶液（4 mol·L^{-1}）3 mL，密塞，摇匀，水封，在暗处放置 10 min。

（3）加蒸馏水 50 mL 稀释，用 $Na_2S_2O_3$ 液滴定至近终点，加淀粉指示液 2 mL，继续

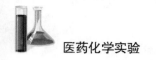

滴定至蓝色消失至显亮绿色，即达终点。

五、数据处理

$Na_2S_2O_3$ 标准溶液的浓度按下式计算：

$$c(Na_2S_2O_3) = \frac{6 \times m(K_2Cr_2O_7) \times \frac{10.00}{100.0} \times 1\,000}{M(K_2Cr_2O_7)\,V(Na_2S_2O_3)}$$

式中，$M(K_2Cr_2O_7) = 294.18\ \text{g} \cdot \text{mol}^{-1}$。

取平行操作 3 份的数据，分别计算 $Na_2S_2O_3$ 溶液的浓度，求浓度平均值及相对标准偏差。

六、注意事项

（1）$K_2Cr_2O_7$ 与 KI 反应进行较慢，在稀溶液中尤慢，故在加水稀释前，应放置 10 min，使反应完全。

（2）为使终点易观察，且降低溶液酸度，滴定前溶液要加水稀释。

（3）酸度影响滴定，应保持溶液酸度在 H^+ 浓度为 $0.2 \sim 0.4\ \text{mol} \cdot L^{-1}$ 的范围。

（4）KI 要过量，但浓度不能超过 2%～4%，因为 I^- 太浓，淀粉指示剂的颜色转变不灵敏。

（5）终点有回褪现象，如果不是很快变蓝，可以认为是由于空气中氧的氧化作用造成，不影响结果。如果很快变蓝，说明 $K_2Cr_2O_7$ 与 KI 反应不完全。

（6）近终点，即当溶液为绿里带点棕色（草黄色）时，才可加入指示剂。

（7）滴定开始时，要掌握慢摇快滴，但近终点时要慢滴，并用力振摇，防止吸附。

（8）注意平行原则。KI 做一份加一份，不可同时加入 $K_2Cr_2O_7$ 溶液内。在暗处放置反应时间要相同，否则浓度受影响。

（9）$Na_2S_2O_3$ 标准溶液中加入 Na_2CO_3 起稳定作用，溶液 pH = 9～10。

（10）淀粉指示液临用前配制，且可加入少许防腐剂，如 HgI_2、$ZnCl_2$ 等。

七、思考题

（1）配制 $Na_2S_2O_3$ 溶液时为什么要提前 2 周配制？为什么用新煮沸放冷的蒸馏水？为什么要加入 Na_2CO_3？

（2）标定 $Na_2S_2O_3$ 标准溶液为什么要控制一定的酸度范围，酸度过高或过低有何影响？为什么滴定前要先在暗处放置 10 min？为什么先加 50 mL 水稀释后再滴定？

（3）KI 为什么必须过量？其作用是什么？

（4）如何防止 I_2 的挥发和空气氧化 I^-？

（5）称取 $K_2Cr_2O_7$ 基准物 0.8～0.9 g，是怎样计算出来的？

（6）下列情况分别会产生什么影响：①加 KI 至 $K_2Cr_2O_7$ 溶液而忘记加 HCl 溶液；

②加HCl 溶液后不在暗处放置 10 min；③放置较短时间或根本不放置即加水稀释。

（7）为什么用 I_2 溶液滴定 As_2O_3 或 $Na_2S_2O_3$ 溶液时应预先加入淀粉指示剂？而用 $Na_2S_2O_3$ 滴定 I_2 溶液时必须在近终点才加入？

八、讨论

（1）$Na_2S_2O_3$ 溶液易受空气和微生物等的作用而分解。

1）溶解的 CO_2 作用。$Na_2S_2O_3$ 在中性或碱性溶液中较稳定，当 pH < 4.6 时即不稳定。溶液中含有 CO_2 时，它会促进 $Na_2S_2O_3$ 的分解。

$$Na_2S_2O_3 + H_2CO_3 \rightarrow NaHSO_3 + NaHCO_3 + S\downarrow$$

此分解作用一般发生在溶液配成后的最初 10 天内。分解后 $Na_2S_2O_3$ 变成了 $NaHSO_3$。1 分子 $Na_2S_2O_3$ 只能和 1 个 I 原子作用，而 1 分子 $NaHSO_3$ 却能和 2 个 I 原子作用，因此从反应能力看溶液的浓度增加了。在 pH 9 ~ 10 $Na_2S_2O_3$ 溶液最为稳定，所以在 $Na_2S_2O_3$ 溶液中加入少量 Na_2CO_3。

2）空气的氧化作用。

$$2Na_2S_2O_3 + O_2 \rightarrow 2Na_2SO_4 + 2S\downarrow$$

3）微生物的作用。这是使分解的主要原因。

$$S_2O_3^{2-} + H^+ \xrightarrow{\text{微生物}} HS_2SO_3^- \longrightarrow HSO_3^- + S\downarrow$$

为避免以上分解作用，应用新煮沸后冷却的蒸馏水配制溶液并加入少量 Na_2CO_3（0.02%）。溶液应贮存于棕色瓶中，放置暗处，经 8 ~ 14 天再标定。长期使用的溶液应定期标定，若保存得好，可每 2 月标定 1 次。

（2）$Na_2S_2O_3$ 与 I_2 的反应只能在中性或弱酸性溶液中进行，因为在碱性溶液中会发生下面的副反应：

$$S_2O_3^{2-} + 4I_2 + 10OH^- \rightarrow 2SO_4^{2-} + 8I^- + 5H_2O$$

而在酸性溶液中 $Na_2S_2O_3$ 又易分解：

$$S_2O_3^{2-} + 2H^+ \rightarrow S\downarrow + SO_2\uparrow + H_2O$$

所以进行滴定以前溶液应加以稀释，一为降低酸度，二为使终点时溶液中的 Cr^{3+} 离子不至于颜色太深，影响终点观察。

（3）淀粉指示剂在 I^- 离子存在时能与 I_2 分子形成蓝色可溶性吸附化合物，使溶液呈蓝色。达到终点时，溶液中的 I_2 全部与 $Na_2S_2O_3$ 作用，则蓝色消失。但开始 I_2 太多，被淀粉吸附得过牢，就不易被完全夺出，并且也难以观察终点。因此必须在滴定至近终点时方可加入淀粉溶液。

（4）标定一份溶液 $Na_2S_2O_3$（0.1 $mol \cdot L^{-1}$）需 $K_2Cr_2O_7$ 约 0.11 g，称取的量较小，引入称量误差可达到 0.2%。故采用大样的办法，称取约 10 倍量的 $K_2Cr_2O_7$ 溶于 250 mL 容量瓶中，再吸取 20.00 mL 进行标定。这样仅引入称量误差 0.02%（也可称 5 倍量的 $K_2Cr_2O_7$ 溶于 100 mL 容量瓶中，吸取 10.00 mL 进行标定，称量误差为 0.03%）。

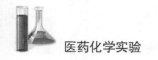

Experiment 18　　Preparation and Standardization of
Sodium Thiosulfate Standard Solution

硫代硫酸钠　　　　　sodium thiosulfate，$Na_2S_2O_3$

实验 19　铜盐的含量测定（置换滴定法）

一、实验目的

（1）通过置换滴定法了解间接碘量法中滴定生成物方法的原理和计算方法。
（2）掌握用碘量法测定铜的原理和方法。
（3）巩固碘量法操作。

二、仪器与试剂

碱式滴定管（25 mL）、碘量瓶（500 mL）、量筒（10 mL、100 mL）、$Na_2S_2O_3$ 标准溶液（0.1 mol·L^{-1}）、$CuSO_4 \cdot 5H_2O$ 试样、HAc（6 mol·L^{-1}）、KSCN 溶液（10% 水溶液）、KI（AR）、淀粉指示液（0.5% 水溶液）。

三、实验原理

置换滴定法是间接碘量法中滴定氧化还原反应生成物以测定未知物含量的方法。测定铜盐的方法是在 HAc 酸性溶液中，利用过量的 KI 将 Cu^{2+} 还原生成 CuI 沉淀：

$$2Cu^{2+} + 4I^- \longrightarrow 2CuI\downarrow + I_2$$
$$（乳白色）$$
$$I_2 + I^- \Longleftrightarrow I_3^-$$

生成物 I_2 的量，决定于样品中 Cu^{2+} 的含量。析出的 I_2 再用 $Na_2S_2O_3$ 滴定，以淀粉为指示剂：

$$I_2 + 2Na_2S_2O_3 \longrightarrow 2NaI + Na_2S_4O_6$$

由反应式可知，2 mol 的 Cu^{2+} 反应后析出 1 mol 的 I_2，相当于 2 mol 的 $Na_2S_2O_3$。所以 Cu^{2+} 与 $Na_2S_2O_3$ 的物质的量为 1:1。

四、实验步骤

精密称定 $CuSO_4 \cdot 5H_2O$ 样品约 5 g 于 100 mL 烧杯中，加入约 40 mL 蒸馏水溶解，定

量转移至 100 mL 容量瓶中，用蒸馏水稀释至刻度，摇匀。

用移液管移取上液 10.00 mL 置碘量瓶中，加 20 mL 蒸馏水，加 HAc（6 mol·L^{-1}）2 mL，KI 1 g，用 Na$_2$S$_2$O$_3$ 标准溶液（0.1 mol·L^{-1}）滴定。至近终点时（溶液由黄棕色变为肉红色）加淀粉指示液 2 mL，继续滴定到呈浅蓝色。加入 10% KSCN 溶液 5 mL，摇匀，继续用 Na$_2$S$_2$O$_3$ 标准溶液滴定到蓝色刚好消失为止。此时溶液为米色的 CuSCN 悬浮液。

五、数据处理

硫酸铜的质量分数按下式计算：

$$\omega\,(CuSO_4 \cdot 5H_2O) = \frac{c\,(Na_2S_2O_3)\ \cdot V\,(Na_2S_2O_3)\ \times \dfrac{M\,(CuSO_4 \cdot 5H_2O)}{1\ 000}}{m\,(样品)\ \times \dfrac{10.00}{100.0}}$$

式中，$M\,(CuSO_4 \cdot 5H_2O) = 249.69$ g·mol^{-1}。

取平行操作 3 份的数据，分别计算质量分数，求质量分数平均值及相对标准偏差。

六、注意事项

（1）加入 KI 后，不必放置，应立即滴定，以防止 CuI 沉淀对 I$_2$ 的吸附太牢固。
（2）注意操作时的平行原则，KI 不可同时加入待测溶液中，应做一份加一份。
（3）量取 HAc 溶液与量取淀粉溶液的量筒不可混淆。

七、思考题

（1）操作中为什么要加 HAc？为什么最后加入 KSCN 溶液？
（2）若将 KI 同时加入 3 份待测液中，依次滴定完毕，其实验结果怎样？
（3）加入 KI 起什么作用？此量是否要很精确？
（4）已知 $\varphi^\theta\,(Cu^{2+}/Cu^+) = 0.159V$，$\varphi^\theta\,(I_3^-/I^-) = 0.545V$，为何本实验中 Cu^{2+} 却能使 I$^-$ 离子氧化为 I$_2$？

八、讨论

（1）反应生成物 CuI 沉淀表面吸附 I$_2$，使分析结果偏低。为了减少 CuI 沉淀对 I$_2$ 的吸附，故在大部分 I$_2$ 被 Na$_2$S$_2$O$_3$ 溶液滴定后，再加入 KSCN（或 NH$_4$SCN），使 CuI 沉淀转化为溶解度更小 CuSCN 的沉淀（$K_{sp} = 4.8 \times 10^{-15}$），使反应更趋完全。

$$CuI \downarrow + SCN^- \Longleftrightarrow CuSCN \downarrow + I^-$$

CuSCN 沉淀吸附 I$_2$ 的倾向较小，因而可以提高测定结果的准确度。如果滴定时能充分振摇，也可不加 KSCN。

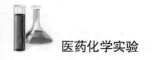
（2）本实验宜在弱酸性条件下进行，酸度过高或过低，将发生下列副反应：

在碱性溶液中，Cu^{2+} 发生水解，且反应速度慢，终点拖长。同时

$$S_2O_2^{2-} + 4I_2 + 10OH^- \rightleftharpoons 2SO_4^{2-} + 8I^- + 5H_2O$$

$$I_2 + 2OH^- \rightleftharpoons IO^- + I^- + H_2O$$

$$3IO^- \rightleftharpoons 2I^- + IO_3^-$$

在强酸性溶液中：

$$S_2O_3^{2-} + 2H^+ \rightarrow SO_2\uparrow + S\downarrow + H_2O$$

$$4I^- + 4H^+ + O_2 \rightleftharpoons 2I_2 + 2H_2O （Cu^{2+} 催化此反应）$$

测定铜盐含量，介质以 HAc 和 H_2SO_4 为宜，若是 HCl 介质，则形成 $CuCl_4^{2-}$ 配离子，不利于测定。

（3）加淀粉指示剂不能过早，以免大量的 I_2 被吸附，影响终点观察。KSCN（或 NH_4SCN）溶液亦在临近终点前加入，即待大部分 I_2 被 $Na_2S_2O_3$ 还原之后再加入，否则 Cu^{2+} 能被 KSCN 还原：

$$6Cu^{2+} + 7SCN^- + 4H_2O \rightarrow 6CuSCN\downarrow + SO_4^{2-} + CN^- + 8H^+$$

而且加入 KSCN（或 NH_4SCN）后要剧烈振摇，以利于沉淀的转化和释放出吸附的碘（I_3^-）。

（4）氧化还原反应进行的方向，取决于两个电对的电极电位。但溶液情况发生改变，如氧化态和还原态的浓度、溶液的酸度、生成沉淀或配合物等，都会使氧化还原电对的电位发生变化，甚至可能使反应的方向发生转变。例如本实验中 φ^θ（Cu^{2+}/Cu^+）= 0.159V，φ^θ（I_3^-/I^-）= 0.545V，从电极电位看，Cu^{2+} 不能氧化 I^-。但实验中由于加入了过量的 I^-，并且 Cu^+ 和 I^- 生成 CuI 沉淀（$K_{sp} = 1.1 \times 10^{-12}$），使溶液中 Cu^+ 浓度大大降低，从而使得 Cu^{2+}/Cu^+ 电对的电位大大提高。

$$\varphi（Cu^{2+}/Cu^+）= \varphi^\theta（Cu^{2+}/Cu^+）+ 0.059 \lg \frac{[Cu^{2+}]}{[Cu^+]} = 0.16 + 0.059 \lg \frac{[Cu^{2+}]}{K_{sp}/[I^-]}$$

$$= 0.16 - 0.059\lg（1.1 \times 10^{-12}）+ 0.059 \lg[Cu^{2+}][I^-]$$

当 $[Cu^{2+}] = [I^-] = 1 \text{ mol} \cdot L^{-1}$ 时

$$\varphi（Cu^{2+}/Cu^+）= 0.16 + 0.71 = 0.87（V）$$

因此，由于生成 CuI 沉淀，使 φ（Cu^{2+}/Cu^+）> φ（I_3^-/I^-），所以反应能定量向右进行。

Experiment 19　Determination of Cupric Salt

铜盐　　　　cupric salt　　　　淀粉　　　　starch

实验 20 高锰酸钾标准溶液的配制和标定

一、实验目的

（1）学习高锰酸钾法的原理。
（2）学习 $KMnO_4$ 标准溶液标定方法。

二、仪器与试剂

酸式滴定管（25 mL）、容量瓶（100 mL）、移液管（10 mL）、锥形瓶、分析天平、台秤、酒精灯、$Na_2C_2O_4$ 固体、$KMnO_4$ 固体、3 mol·L^{-1} H_2SO_4 溶液。

三、实验原理

1. $KMnO_4$ 标准溶液的配制

市售 $KMnO_4$ 常含有少量 MnO_2、硫酸盐、硝酸盐等杂质，$KMnO_4$ 在制备和贮存过程中常产生少量的 MnO_2。此外，蒸馏水中常含有微量的有机物和氨等还原性物质，能将 MnO_4^- 还原成 MnO_2 或 $MnO(OH)_2$，产生的 MnO_2 或 $MnO(OH)_2$ 又会促使 $KMnO_4$ 进一步分解，使所配的 $KMnO_4$ 溶液的浓度发生变化。因此，$KMnO_4$ 标准溶液只能用间接法配制。

操作时，在台秤上称取一定量的 $KMnO_4$，用蒸馏水配制成所需要的近似浓度，加热至沸并保持微沸约 1 小时，然后放置暗处 2～3 天，使各种还原性物质完全氧化；或用煮沸过的冷蒸馏水配制成近似浓度的 $KMnO_4$ 溶液，放置暗处 7～10 天后，用微孔玻砂漏斗过滤，以除去 MnO_2 沉淀，溶液保存在棕色瓶中，待标定。

2. $KMnO_4$ 标准溶液的标定

标定 $KMnO_4$ 溶液的浓度时，可用的基准物质有草酸钠（NaC_2O_4）、草酸 $H_2C_2O_4$·$2H_2O$、As_2O_3 和纯铁丝等。但因 $Na_2C_2O_4$ 不含结晶水，几乎不潮解，重结晶后在 105～110 ℃干燥，可得纯品，优于其他物质，所以 $Na_2C_2O_4$ 最常用。在 H_2SO_4 溶液中，$KMnO_4$ 和 NaC_2O_4 的反应如下：

$$MnO_4^- + 5C_2O_4^{2-} + 16H^+ == 2Mn^{2+} + 10CO_2 \uparrow 8H_2O$$

标定时，应注意下列条件：

（1）酸度。一般用 H_2SO_4 调节至滴定开始时的 $[H_3O^+]$ = 1～2 mol·L^{-1} 为宜，酸度不足易生成 MnO_2 沉淀，酸度过高又会导致 $KMnO_4$ 分解。

（2）温度。通常在 75～85 ℃进行滴定，滴定结束时也不应低于 60 ℃，若温度高于 90 ℃，会使部分 $H_2C_2O_4$ 分解。

$$H_2C_2O_4 \xrightarrow{\triangle} CO_2 \uparrow + CO \uparrow + H_2O$$

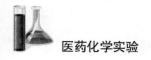

（3）滴定速度。开始滴定时速度应较慢，在不断摇动下待第 1 滴 $KMnO_4$ 溶液褪色后，再继续加入第 2 滴 $KMnO_4$ 溶液，随着滴定的进行，反应本身产生 Mn^{2+} 起自动催化作用，此时滴定速度可适当加快，但仍不宜太快，否则加入的 $KMnO_4$ 因来不及与 $C_2O_4^{2-}$ 反应，就会在热的酸性溶液中发生分解，导致标定结果偏低。

$$4MnO_4^- + 12H^+ \rule[0.5ex]{2em}{0.4pt} 4Mn^{2+} + 5O_2\uparrow + 6H_2O$$

到滴定后期，因溶液的酸度、温度和 $Na_2C_2O_4$ 的浓度都已降低，故滴定速度又应减慢。

用 $KMnO_4$ 溶液滴定至终点后，溶液中出现的浅红色不能持久，因为空气中的还原性气体和灰尘都能与 MnO_4^- 缓慢地作用，使 MnO_4^- 还原而褪色。所以，滴定至溶液中出现的浅红色在半分钟内不褪去，即说明滴定终点已到达，按下式计算 $KMnO_4$ 标准溶液的准确浓度：

$$c(KMnO_4) = \frac{2 \times m(Na_2C_2O_4)}{5 \times V(KMnO_4) \times \dfrac{M(Na_2C_2O_4)}{1\,000}}$$

式中，$m(Na_2C_2O_4)$ 为实际参加反应的 $Na_2C_2O_4$ 的质量（g）；$M(Na_2C_2O_4)$ = 134.0 g · mol^{-1}。

取平行操作 3 份的数据，分别计算 $KMnO_4$ 标准溶液的浓度，求浓度平均值及相对标准偏差。

四、实验步骤

1. $Na_2C_2O_4$ 基准溶液的配制

用分析天平精确称取在 150 ℃ 以下干燥过的纯 $Na_2C_2O_4$ 0.10 ～ 0.15 g（精确至 0.1 mg），置于小烧杯中，加入少量蒸馏水使其溶解，然后移入 100 mL 容量瓶，烧杯用少量蒸馏水洗涤数次，将洗涤液一并移入容量瓶，加蒸馏水稀释至刻度线，充分摇匀。

2. $KMnO_4$ 标准溶液的配制

在台秤上称取约 0.7 g 干燥的 $KMnO_4$，溶于 1 L 蒸馏水中，充分混合，贮于棕色试剂瓶中，静止 8 ～ 10 天，（使还原性杂质全部反应），然后用玻璃丝过滤（不能用滤纸，因滤纸中含有还原性物质，能与 $KMnO_4$ 起反应），以除去沉淀。将溶液保存于棕色瓶中，就成为 0.02 mol · L^{-1} 的 $KMnO_4$ 溶液。

3. $KMnO_4$ 溶液的标定

取酸式滴定管 1 支，装好 $KMnO_4$ 溶液。用 10 mL 移液管吸取 $Na_2C_2O_4$ 溶液，置于锥形瓶中，加入 3 mol · L^{-1} H_2SO_4 溶液 5 mL，混匀后将锥形瓶放在 75 ～ 85 ℃ 的水浴中加热 5 min。然后用 $KMnO_4$ 溶液滴定，直至溶液呈浅红色，并在半分钟内不褪色，即为滴定终点。记录滴定结果。按上述方法重复 2 次。取平行操作 3 份的数据，分别计算 $KMnO_4$ 标准溶液的浓度，求浓度平均值及相对标准偏差。

五、注意事项

（1）市售 $KMnO_4$ 不可直接配制标准溶液，因其常含有少量 MnO_2 杂质。配成溶液后，

MnO₂ 起催化剂作用促使 KMnO₄ 逐渐分解，因此必须过滤除去 MnO₂ 杂质。过滤不可用滤纸。

（2）蒸馏水常含有少量有机杂质，能还原 KMnO₄，因此必须使用新煮沸并放冷的蒸馏水。

（3）光线能促使 KMnO₄ 分解，故 KMnO₄ 溶液应贮于棕色玻璃瓶中并在暗处放置 7～10 天。

（4）由于氧化还原反应速度较慢，滴定速度不宜过快。

（5）滴定终点时，溶液温度不应低于 55 ℃。

（6）不可将 Na₂C₂O₄ 溶液直火加热，而应在水浴上加热至 75～85 ℃（测量水浴温度时，不可将温度计插入锥形瓶内），温度过高会引起草酸（H₂C₂O₄）的分解。

（7）KMnO₄ 标准溶液应提前 1 周配制。

（8）KMnO₄ 溶液为有色溶液，滴定管读数看水平面。

六、思考题

（1）在配制 KMnO₄ 标准溶液时，应注意哪些问题？为什么？

（2）为什么用 H₂SO₄ 调节溶液呈酸性？用 HCl 或 HNO₃ 可以吗？

（3）用 Na₂C₂O₄ 标定 KMnO₄ 溶液时，应在什么反应条件下进行。溶液的酸度和温度过高或过低对滴定有什么影响。

（4）配制 KMnO₄ 溶液时，过滤后的滤器上玷污的产物是什么？应选用什么物质清洗干净？

（5）在用 KMnO₄ 溶液滴定 Na₂C₂O₄ 溶液时，为什么 KMnO₄ 溶液一定要装在酸式滴定管内？有时装 KMnO₄ 溶液的滴定管嘴尖部有少量棕色物质，是什么物质？如何处理？

七、讨论

（1）市售的 KMnO₄ 常含有少量杂质，如硫酸盐、硝酸盐等，KMnO₄ 溶液的浓度也易改变。由于 KMnO₄ 氧化力强，易和水中的有机物、空气中的尘埃及氨等还原性物质作用，且能自行分解：

$$4KMnO_4 + 2H_2O \Longrightarrow 4MnO_2 \downarrow + 4KOH + 3O_2 \uparrow$$

Mn²⁺ 和 MnO₂ 能加速 KMnO₄ 的分解，见光则分解更快。因此必须正确地配制和保存 KMnO₄ 溶液。不含 MnO₂ 并且溶液呈中性的 KMnO₄ 溶液较稳定；放置数月后浓度大约只降低 0.5%，但是长期使用的溶液，仍应定期标定。

（2）KMnO₄ 作氧化剂，通常是在强酸溶液中反应，滴定过程中若发现产品产生棕色浑浊，说明酸度不足，应立即加入 H₂SO₄。但是，若已经达到终点，则加 H₂SO₄ 已无效，这时应该重做实验。

（3）在室温条件下，KMnO₄ 与 C₂O₄²⁻ 之间的反应速度缓慢，故加热能提高其反应速度。但温度又不能过高，若温度超过 85℃ 则有部分 H₂C₂O₄ 分解，反应式如下：

$$H_2C_2O_4 \Longrightarrow CO_2 \uparrow + CO \uparrow + H_2O$$

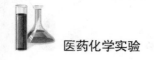

滴定所消耗的 $KMnO_4$ 溶液体积减小，给结果带来正误差。

（4）$KMnO_4$ 滴定的终点是不大稳定的，这是由于空气中含有还原性气体及尘埃等杂质，落入溶液中能使 $KMnO_4$ 慢慢分解，而使粉红色消失，所以经过 30 s 颜色不褪，即可认为终点已到。

Experiment 20　Preparation and Standardization of Standard Potassium Permanganate Solution

高锰酸钾法	potassium permanganate method
高锰酸钾	potassium permanganate，$KMnO_4$
草酸钠	sodium oxalate，$Na_2C_2O_4$
硫酸	sulfuric acid，H_2SO_4

实验 21　高锰酸钾法测定硫酸亚铁铵中铁的含量

一、实验目的

（1）通过实验学习高锰酸钾法的应用。
（2）掌握氧化还原滴定的计算方法。

二、仪器与试剂

酸式滴定管（25 mL）、容量瓶（100 mL）、移液管（10 mL）、锥形瓶、$KMnO_4$ 标准溶液、c（H_2SO_4）为 3 mol·L^{-1} 的 H_2SO_4 溶液、硫酸亚铁铵 [（NH_4）$_2SO_4$·$FeSO_4$·$6H_2O$] 固体。

三、实验原理

高锰酸钾法可用来测定各种还原性物质的含量。本实验是测定硫酸亚铁铵中 Fe^{2+} 的含量：

$$MnO_4^- + 5Fe^{2+} + 8H^+ = Mn^{2+} + 5Fe^{3+} + 4H_2O$$

溶液酸度通常控制在 $1 \sim 2$ mol·L^{-1}，采用 H_2SO_4 来调节酸度，自身紫红色指示终点。Fe^{2+} 容易被空气氧化，样品配制后应立即滴定。

四、实验步骤

（1）称取硫酸亚铁铵样品 1.2 g（精确至 0.1 mg），置于小烧杯中，加入 10 mL

1 mol·L^{-1} H$_2$SO$_4$ 溶液，防止 Fe^{2+} 水解，少量蒸馏水使其溶解，然后移入 100 mL 容量瓶中，烧杯用少量蒸馏水洗涤数次，将洗涤液一并移入容量瓶，加蒸馏水稀释至刻度线，充分摇匀。

（2）用移液管准确移取上述溶液 10.00 mL 置于锥形瓶中，加入 3 mol·L^{-1} 的 H$_2$SO$_4$ 5 mL，摇匀。用 KMnO$_4$ 标准溶液滴定，直至溶液呈浅红色，并在半分钟内不褪色，即为滴定终点，记录滴定结果。按上述方法重复 2 次。取平行操作 3 份的数据，分别计算硫酸亚铁铵中 Fe^{2+} 的质量分数及相对标准偏差。

五、数据处理

样品中 Fe 的质量分数可由下式计算：

$$\omega \text{（Fe）} = \frac{5c \text{（KMnO}_4\text{）} \cdot V \text{（KMnO}_4\text{）} \dfrac{M \text{（Fe）}}{1\,000}}{m \text{（样品）}}$$

式中，m（样品）为实际参加反应的硫酸亚铁铵样品的质量（g）；M（Fe）= 55.85 g·mol^{-1}。

取平行操作 3 份的数据，分别计算铁的质量分数，求质量分数平均值及相对标准偏差。

六、思考题

本实验采取什么措施加快滴定反应速率？

Experiment 21   Determination of the Iron Ions in Ammonium Ferrous Sulfate by Potassium Permanganate Method

硫酸亚铁铵　　　　　ammonium ferrous sulfate，（NH$_4$）$_2$SO$_4$·FeSO$_4$·6H$_2$O
高锰酸钾　　　　　　potassium permanganate，KMnO$_4$

实验 22　过氧化氢的含量测定

一、实验目的

（1）熟悉用 KMnO$_4$ 标准溶液测定双氧水中过氧化氢（H$_2$O$_2$）含量的原理和方法。
（2）掌握液体样品的取样方法。
（3）学会液体样品的含量表示方法。

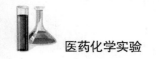

二、仪器与试剂

酸式滴定管（25 mL）、锥形瓶（250 mL）、具塞锥形瓶（50 mL）、吸量管（1 mL）、容量瓶（100 mL）、移液管（10 mL）、量筒（10 mL、100 mL）、洗耳球、$KMnO_4$ 标准溶液（0.02 $mol \cdot L^{-1}$）、H_2SO_4 溶液（1 $mol \cdot L^{-1}$）、30% H_2O_2。

3% H_2O_2 的配制：定量量取原装 30% H_2O_2 溶液，然后稀释 10 倍，即配成 3% H_2O_2 溶液，贮存在棕色试剂瓶中。

三、实验原理

在稀 H_2SO_4 溶液中，H_2O_2 在室温条件下，能定量地被氧化性比它更强的 $KMnO_4$ 氧化而生成 O_2 和 H_2O。因此可用高锰酸钾法测定 H_2O_2 含量，其反应式为：

$$2MnO_4^- + 5H_2O_2 + 6H^+ \Longrightarrow 2Mn^{2+} + 5O_2 \uparrow + 8H_2O$$

开始反应时速度慢，滴入第 1 滴溶液不易褪色，待 Mn^{2+} 生成之后，由于 Mn^{2+} 的自动催化作用，加快了反应速度，故能顺利地滴定到终点。

四、实验步骤

1. 30% H_2O_2 样品的测定

量取 30% H_2O_2 样品溶液 1.00 mL，置贮有 5 mL 蒸馏水、已称定重量的带磨口塞的小锥形瓶中，精密称量。然后定量地转移至 100 mL 容量瓶中，加水稀释至刻度，摇匀。精密吸取 10.00 mL 所配制的溶液，置 250 mL 锥形瓶中，加 H_2SO_4 溶液（1 $mol \cdot L^{-1}$）20 mL，用 $KMnO_4$ 标准溶液（0.02 $mol \cdot L^{-1}$）滴定至显微红色，30 s 不褪色，即达终点。

2. 3% H_2O_2 样品的测定

精密量取 3% H_2O_2 样品溶液 1.00 mL，置贮有 20 mL 蒸馏水的锥形瓶中，加 H_2SO_4 溶液（1 $mol \cdot L^{-1}$）20 mL，用 $KMnO_4$ 标准溶液（0.02 $mol \cdot L^{-1}$）滴定至显微红色，30 s 不褪色，即达终点。

五、数据处理

H_2O_2 含量分别计算如下：

$$\omega(H_2O_2) = \frac{c(KMnO_4) \cdot V(KMnO_4) \times \frac{5}{2} \times \frac{M(H_2O_2)}{1\,000}}{m(样品) \times \frac{10.00}{100.0}} \quad (g/g)$$

$$\omega(H_2O_2) = \frac{c(KMnO_4) \cdot V(KMnO_4) \times \frac{5}{2} \times \frac{M(H_2O_2)}{1\,000}}{V(样品)} \quad (g/mL)$$

式中，M（H_2O_2）= 34.02 $g \cdot mol^{-1}$。

分别取平行操作 3 份的数据计算质量分数，求质量分数平均值及相对标准偏差。

六、注意事项

（1）在用吸量管取样时，若所用吸量管上部刻有"吹"字，表明管嘴尖最后一滴也应计量，不可损失。

（2）称重小锥形瓶时，应塞好磨口塞，并且取出天平箱内干燥剂。

（3）有关 $KMnO_4$ 溶液的一些注意事项见"$KMnO_4$ 标准溶液的配制与标定"。

七、思考题

（1）测定 H_2O_2 含量，除 $KMnO_4$ 法外，还可用什么方法测定？

（2）用 $KMnO_4$ 法测定 H_2O_2 时，能否用 HNO_3 或 HCl、HAc 来控制酸度？为什么？

（3）若样品含稳定剂，是否可用 $KMnO_4$ 法测定 H_2O_2 含量？

八、讨论

（1）H_2O_2 在工业、生物、医药等方面应用很广泛。利用 H_2O_2 的氧化性漂白毛、丝织物，医药上常用 H_2O_2 作消毒剂和杀菌剂，纯 H_2O_2 用作火箭燃料的氧化剂，工业上利用 H_2O_2 的还原性除去氯气。植物体内的过氧化氢酶也能催化 H_2O_2 的分解反应。故在生物上利用此性质测定 H_2O_2 分解所放出的氧来测过氧化氢酶的活性。由于 H_2O_2 有着广泛的应用，并且 H_2O_2 溶液在放置过程中也会自行分解，因此常须测定它的含量。H_2O_2 分子中有 1 个过氧键—O—O—，在酸性溶液中，它是强氧化剂，但遇 $KMnO_4$，则表现为还原剂，故可用 $KMnO_4$ 法测其含量，若样品中含有乙酰苯胺、尿素或丙乙酰胺等稳定剂，这些物质具还原性，能使终点提前，造成误差。此时可用碘量法测定，或用铈量法测定。

（2）市售双氧水为 30% 的水溶液，它的浓度过大，必须经过适当稀释后方可滴定。

Experiment 22　Determination of Hydrogen Peroxide

过氧化氢　　　　　hydrogen peroxide，H_2O_2

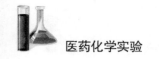

配位滴定法

实验 23　EDTA 标准溶液的配制与标定

一、实验目的

（1）熟悉配位滴定法的原理及铬黑 T 指示剂的变色原理、应用条件及范围。

（2）掌握 EDTA 标准溶液的配制和标定方法。

二、仪器与试剂

酸式滴定管（25 mL）、容量瓶（100 mL）、移液管（10 mL）、锥形瓶、EDTA 固体（$Na_2H_2Y \cdot 2H_2O$，AR）、ZnO 固体、铬黑 T 指示剂固体、稀氨水（40 mL 浓氨水加水至 100 mL）、稀 HCl（3 mol·L^{-1}）、甲基红指示液（0.1% 的 60% 乙醇液）、pH = 10 的 $NH_4C - NH_3$ 缓冲液（取 67.5 g NH_4Cl 溶于 200 mL 水中，加入浓氨水 570 mL，用水稀释至 1 L）。

三、实验原理

利用氨羧螯合剂乙二胺四乙酸二钠（简称 EDTA）与各种金属离子形成稳定的配合物，以测定各种金属离子的含量。

乙二胺四乙酸二钠可用 Na_2H_2Y 表示，在水中可以解离：

$$Na_2H_2Y \rightleftharpoons 2Na^+ + H_2Y^{2-}$$

各种金属离子与 EDTA 配合的稳定性是不同的。而且它们的配位产物大多数是无色的配合物，因此要利用指示剂的作用观察反应终点。所用的指示剂称为金属指示剂，如铬黑 T 和紫脲酸胺等。金属指示剂是一种有机染料，本身有颜色，但它与金属离子配合形成的配合物没有 EDTA 与金属离子形成的配合物稳定。用 EDTA 滴定前，溶液呈现指示剂与金属离子的配合物的颜色。用 EDTA 滴定到反应完全时，溶液呈现指示剂本身的颜色。例如用 ZnO 基准物质标定 EDTA 溶液，此反应是在 pH 约为 10 的条件下进行，选用铬黑 T 指示剂。

在 pH = 10 时，铬黑 T 呈蓝色，它与 Zn^{2+} 的配合物呈红色：

$$Zn^{2+} + HIn^{2-} \rightleftharpoons ZnIn^- + H^+$$
$$（蓝色）\quad（红色）$$

当滴入 EDTA 时，溶液中注入游离的 Zn^{2+} 首先与 EDTA 配合，溶液仍为红色。

$$Zn^{2+} + H_2Y^{2-} \rightleftharpoons ZnY^{2-} + 2H^+$$
$$（无色）$$

到达计量点附近时，EDTA 夺取 ZnIn⁻ 配合物中的 Zn^{2+}，释放出指示剂，引起溶液颜色的变化，溶液呈现指示剂的蓝色，即为终点。

$$ZnIn^- + H_2Y^{2-} \rightleftharpoons ZnY^{2-} + HIn^{2-} + H^+$$
（红色）　　　　　　　　　　（蓝色）

四、实验步骤

1. EDTA 标准溶液的配制

取 $Na_2H_2Y \cdot 2H_2O$ 3.8 g，溶于约 300 mL 温蒸馏水中，冷却后稀释至 1 L，摇匀即得 EDTA 标准溶液（约 0.01 mol·L⁻¹）。贮存于硬质玻璃瓶中，待准确标定。

2. ZnO 标准溶液的配制

精密称取在 800 ℃灼烧至恒重的基准物 ZnO 0.6～0.8 g（准确至 0.1 mg）于小烧杯中，加稀 HCl 10 mL，使其完全溶解，再加 20 mL 蒸馏水，小心移入 100 mL 容量瓶中（烧杯用蒸馏水洗涤数次，洗涤液一并移入容量瓶），用蒸馏水稀释至刻度，充分摇匀。

3. EDTA 标准溶液的标定

用移液管准确移取上述溶液 10.00 mL 置于锥形瓶中，仔细滴加稀氨水至刚开始出现白色 Zn（OH）₂沉淀。加甲基红指示剂 1 滴，用稀氨水调至溶液刚呈微黄色。再加蒸馏水 25 mL，加 NH₄Cl～NH₃缓冲液 10 mL 和固体铬黑 T 指示剂少许（约绿豆大小）*，在不断摇动下用 EDTA 标准溶液滴定至紫红色变为蓝色，即为滴定终点**。记下滴定结果。按下式计算 EDTA 标准溶液的浓度：

$$c(EDTA) = \frac{m(ZnO) \times \frac{10.00}{100.0} \times 1\,000}{\frac{M(ZnO)}{1\,000} \times V(EDTA)}$$

式中，$M(ZnO) = 81.38$ g·mol⁻¹。

＊ 铬黑 T 指示剂可以用固体亦可配成溶液作用，但必须在实验时配制。

＊＊本实验在滴定过程中，尤其是接近终点时，EDTA 滴入速度不宜快，并且要不断用力振摇。

分别取平行操作 3 份的数据计算 EDTA 标准溶液的浓度，求浓度平均值及相对标准偏差。

五、注意事项

（1）$Na_2H_2Y \cdot 2H_2O$ 溶解慢，可先于温水中溶解再稀释至一定体积，或放置过夜。

（2）EDTA 标准溶液应贮存于硬质玻璃瓶中，以免 EDTA 与玻璃中的金属离子作用。如长期存放 EDTA 溶液，用聚乙烯瓶贮存更好。

（3）样品加稀 HCl 溶解时应仔细操作防止溅失，务必使 ZnO 完全溶解后方可定量转移至 100 mL 容量瓶中。

（4）滴加稀氨水后出现 Zn（OH）₂沉淀，加缓冲液后即可溶解。

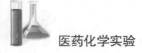

（5）配位反应进行的速度较慢（不像酸碱反应能在瞬间完成），故滴定时加入 EDTA 溶液的速度不能太快，在室温低时尤要注意。特别是近终点时，应逐滴加入，并充分振摇。

六、思考题

（1）$Na_2H_2Y \cdot 2H_2O$ 的基本性质怎样？为什么不用 EDTA 酸来配制标准溶液？

（2）为什么在滴定前要加 $NH_3 - NH_4Cl$ 缓冲液？

（3）ZnO 溶解后加甲基红指示液，再加稀氨水调节溶液至呈微黄色。此操作目的何在？

（4）若以 ZnO 为基准物质，以二甲酚橙为指示剂标定 EDTA 溶液，溶液 pH 值应控制在什么范围？能否用 $NH_3 - NH_4Cl$ 缓冲液？其终点颜色怎样变化？

七、讨论

（1）标定 EDTA 溶液的基准物质除 ZnO 外，还常用 Zn、$CaCO_3$、Bi、Cu、Hg、Ni、Pb 等。一般选用与被测物组分相同的物质作基准物，这样滴定条件较一致，可减小误差。

（2）配位滴定过程中缓冲剂的作用可从实验中所涉及的 3 个方面考虑，即指示剂、滴定剂及被测离子。本实验用 $NH_3 - NH_4Cl$ 缓冲剂控制溶液 pH≈10。

1）指示剂铬黑 T 在不同 pH 条件下，颜色不同：

$$H_2In^- \rightleftharpoons HIn^{2-} \rightleftharpoons In^{3-}$$

pH<6.3（红色），6.3～11.6（蓝色），>11.6（橙色）

为使终点变色敏锐，MIn^{2-}（红色）与铬黑 T 指示剂颜色要有明显差异。故终点溶液控制 pH≈10 时，溶液由红色（MIn^{2-}）转变为蓝色（HIn^{2-}）。

2）滴定剂 EDTA 是弱酸性的螯合剂，在不同酸度的溶液中各种离解形式存在的浓度不同。其中只有 Y^{4-} 与金属离子螯合，因此溶液酸度对配合物稳定性的影响很大。在滴定反应过程中，不断有 H^+ 释放出来，使 Y^{4-} 的有效浓度降低，配合物实际稳定性降低；所以在滴定过程中应控制一定的酸度。

3）对于每一种被测离子均有其最低 pH 值，溶液酸度小于最低 pH，则 K'_{MY} 不够大，达不到滴定分析允许误差的要求。

以上 3 个方面均要求滴定过程中用适当的缓冲剂来控制溶液的酸度。

Experiment 23   Preparation and Standardization of Standard EDTA Solution

乙二胺四乙酸	ethylene diamine tetraacetic acid（EDTA）
氧化锌	zinc oxide，ZnO
铬黑 T	eriochrome black T（EBT）
氯化铵	ammonium chloride，NH_4Cl
配位滴定法	complex-formation titration

实验 24　水的总硬度测定

一、实验目的

（1）掌握配位滴定法测定水的硬度的原理及方法。
（2）学习水的硬度的计算及表示方法。

二、仪器与试剂

酸式滴定管（25 mL）、量筒（100 mL）、锥形瓶、EDTA 标准溶液、$NH_4Cl - NH_3$ 缓冲溶液、铬黑 T 指示剂（固体）。

三、实验原理

常用水（井水、河水、自来水等）含有较多的钙盐、镁盐，所以都是硬水。所谓水的硬度就是指水中可溶性钙盐和镁盐的含量多少，即水中 Ca^{2+}、Mg^{2+} 的浓度（以 $mmol \cdot L^{-1}$ 为单位）。世界各国有不同表示水硬度的方法，我国以含 Ca^{2+}、Mg^{2+} 的量折含成 CaO 的量来表示水硬度，1 L 水中含有 10 mg CaO 时为 1°。

按水的硬度大小可将水质分类，极软水：0°～4°；软水：4°～8°；中硬水：8°～16°；硬水：16°～30°；极硬水：30°以上。

取一定量的水样，调节 pH = 10，以铬黑 T 为指示剂，用 EDTA 标准溶液滴定 Ca^{2+}、Mg^{2+} 的总量，即可计算水的硬度。反应式为：

滴定前：　　　$Mg^{2+} + HIn^{2-} \rightleftharpoons H^2 + MgIn^-$

终点前：　　　$Ca^{2+} + H_2Y^{2-} \rightleftharpoons CaY^2 + 2H^-$

　　　　　　　$Mg^{2+} + H_2Y^{2-} \rightleftharpoons MgY^2 + 2H^-$

终点时：　　　$MgIn^- + H_2Y^{2-} \rightleftharpoons MgY^{2-} + HIn^{2-} + H^+$
　　　　　　　（紫红色）　　　　　　　　　（蓝色）

四、实验步骤

1. 自来水总硬度的测定

取自来水 100 mL 于锥形瓶中，加入 $NH_4Cl - NH_3$ 缓冲溶液 10 mL 及固体铬黑 T 指示剂少许（约绿豆大），用 0.005 $mol \cdot L^{-1}$ EDTA 标准溶液滴定至溶液由紫红色变为蓝色即为终点，注意接近终点时应慢滴多摇。记下滴定结果，按下式计算水的总硬度：

$$总硬度 = \frac{c（EDTA）\times V（EDTA）}{V（水样）}（mmol \cdot L^{-1}）$$

分别取平行操作 3 份的数据计算自来水的总硬度，求总硬度的平均值及相对标准

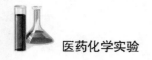

偏差。

2. 天然水总硬度的测定

取水样 100 mL 于 250 mL 锥形瓶中，加入 5 mL 的 1∶1 三乙醇胺（若水样中含有重金属离子，则加入 1 mL 2% Na_2S 溶液掩蔽），5 mL $NH_4Cl - NH_3$ 缓冲溶液，固体铬黑 T 指示剂少许，$0.005\ mol \cdot L^{-1}$ EDTA 标准溶液滴定至溶液由紫红色变为纯蓝色，即为终点。注意接近终点时应慢滴快摇。平行测定 3 次，计算水的总硬度，以度（°）和 $mmol \cdot L^{-1}$ 两种方法表示分析结果。

[附] 钙含量和镁含量的测定

取水样 100 mL 置于 250 mL 锥形瓶中，加入 2 mL 6 $mol \cdot L^{-1}$ NaOH 溶液，摇匀，再加入 0.01 g 钙指示剂，摇匀后用 $0.005\ mol \cdot L^{-1}$ EDTA 标准溶液滴定至溶液由紫红色变为纯蓝色即为终点。计算钙含量。由总硬度（即钙镁总量）和钙量求出镁含量。

[注释]

铬黑 T 与 Mg^{2+} 显色灵敏度高，与 Ca^{2+} 显色灵敏度低，当水样中 Ca^{2+} 含量高而 Mg^{2+} 很低时，得到不敏锐的终点，可采用 KB 混合指示剂。

水样中含铁量超过 10 $mg \cdot mL^{-1}$ 时用三乙醇胺掩蔽有困难，需用蒸馏水将水样稀释到 Fe^{3+} 不超过 10 $mg \cdot mL^{-1}$ 即可。

Experiment 24　Determination of Total Hardness of Water

乙二胺四乙酸	ethylene diamine tetraacetic acid（EDTA）
铬黑 T	eriochrome black T
氯化铵	ammonium chloride，NH_4Cl
氧化钙	calcium oxide，CaO
硬度	hardness

实验 25　Al^{3+}、Zn^{2+} 混合物中 Zn^{2+} 的含量测定

一、实验目的

（1）掌握干扰离子（Al^{3+}）存在时 Zn^{2+} 的含量测定方法。
（2）掌握配位掩蔽剂的作用原理及使用。

二、仪器与试剂

酸式滴定管（25 mL）、容量瓶（100 mL）、移液管（10 mL）、锥形瓶（250 mL）、烧

杯（50 mL）、量筒（10 mL）、洗耳球、EDTA 标准溶液（0.05 mol·L^{-1}）、NaF 固体、Zn^{2+}–Al^{3+}试样、二甲酚橙指示剂（0.2% 水溶液）、HAc–NaAc 缓冲液（pH≈5）（取无水 NaAc 160 g 溶于水中，加冰醋酸 HAc 60 mL，稀释至 1 000 mL）。

三、实验原理

（1）Al^{3+}的存在对 Zn^{2+}的测定有干扰，利用在弱酸性溶液中 Al^{3+}能与 F^{-}形成稳定的 AlF$_6^{3-}$，可掩蔽 Al^{3+}对 Zn^{2+}的干扰。

（2）在弱酸性条件下（pH < 6），EDTA 滴定 Zn^{2+}，适用的指示剂为二甲酚橙。二甲酚橙与 Zn^{2+}形成红色配合物，滴定至终点时，溶液转变为指示剂本身的黄色。

滴定前　　　Zn^{2+} + H$_3$In^{3-}（二甲酚橙）$\rightleftharpoons$ ZnH$_2$In^{2-} + H$^+$

终点前　　　Zn^{2+} + H$_2$Y^{2-} $\rightleftharpoons$ ZnY^{2-} + 2H$^+$

终点时　　　ZnH$_2$In^{2-} + H$_2$Y^{2-} $\rightleftharpoons$ ZnY^{2-} + H$_3$In^{3-} + H$^+$

　　　　　　（红色）　　　　　　　　（黄色）

四、实验步骤

精密称取含 Zn^{2+}及 Al^{3+}的试样 2.0～2.5 g 至小烧杯内，加水适量，使其溶解，定量转移至 100 mL 容量瓶中（配成相当于 Zn^{2+}约为 0.05 mol·L^{-1}的溶液），加水稀释至刻度，摇匀。精密吸取此液 10.00 mL 于锥形瓶中，加固体 NaF 少许，用 HAc–NaAc 缓冲液调节溶液 pH 值为 5～6，加入二甲酚橙指示剂 5～6 滴，用 EDTA 标准溶液（0.05 mol·L^{-1}）滴定至溶液由红色转变为亮黄色，即为终点。

五、数据处理

Zn^{2+}含量按下式计算：

$$\omega(\text{Zn}) = \frac{c(\text{EDTA}) \cdot V(\text{EDTA}) \times \dfrac{M(\text{Zn})}{1\,000}}{m(\text{样品}) \times \dfrac{10.00}{100.0}}$$

式中，$M(\text{Zn}) = 65.38$ g·mol^{-1}。

取平行操作 3 份的数据，其测定结果的精密度要求 < 0.2%，分别计算 Zn^{2+}含量，求质量分数平均值及相对标准偏差。

六、注意事项

（1）加入 NaF 的量应根据试样中含 Al^{3+}多少来确定。

（2）由于 NaF 会腐蚀玻璃，实验完毕应尽快弃去废液，清洗仪器。

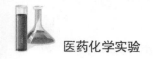

七、思考题

（1）掩蔽剂 NaF 要加入多少才能起到掩蔽作用，应如何考虑及计算？

（2）如果用铬黑 T 作指示剂，是否能用 NaF 为掩蔽剂？

八、讨论

（1）本实验选二甲酚橙为指示剂，它属于三苯甲烷类指示剂，易溶于水。它有 7 级酸式离解，其中 H_7In 至 H_3In^{4-} 呈黄色，H_2In^{5-} 至 In^{7-} 显红色，所以它在溶液中的颜色随酸度而变，溶液 pH < 6 时呈黄色，pH >6 时呈红色。它与 2～4 价金属离子螯合呈红色，因此常在酸性溶液中使用。

（2）NaF 作为掩蔽剂，消除 Al^{3+} 的干扰，其条件是在弱酸性溶液中。此时 Al^{3+} 能与 F^- 形成稳定的配合物 AlF_6^{3-}，故选择指示剂时应考虑用适合在酸性条件下作用的指示剂。本实验不可选铬黑 T，它适用于 pH≈10 的溶液。而在弱碱性溶液中 AlF_6^{3-} 不稳定，从而不能发挥 NaF 的掩蔽剂的作用。

（3）用 NH_4F 比用 NaF 好，优点是加入 NH_4F 后，溶液 pH 值变化不大。

（4）常用的掩蔽方法有配位法、沉淀法及氧化还原法。这些方法均为利用掩蔽剂来降低干扰离子的浓度，使它们不与 EDTA 配合，或是使它们的 EDTA 配合物的条件稳定常数减至很小，从而消除其干扰。在配位滴定中，通常是使被测离子的 lg（$c_M \times K'_{MY}$）≥6，而使干扰离子的 lg（$c_N \times K'_{NY}$）≤1，可准确滴定 M 而不受 N 的干扰。

Experiment 25　Determination of Zn^{2+} in Mixture of Al^{3+} and Zn^{2+}

乙二胺四乙酸　ethylene diamine tetraacetic acid（EDTA）
二甲酚橙　xylenol orange

沉淀滴定法

实验 26　银量法标准溶液的配制与标定

一、实验目的

（1）掌握沉淀滴定法中，吸附指示剂法和铁铵矾指示剂法指示终点的原理和方法。

（2）学会用基准物 NaCl 标定 $AgNO_3$ 溶液的方法。正确判断荧光黄指示剂的滴定终点。

（3）学会用比较法标定溶液的方法。正确判断铁铵矾指示剂的滴定终点。

二、仪器与试剂

酸式滴定管（25 mL）、锥形瓶（250 mL）、移液管（10 mL）、量筒（10 mL、100 mL）、烧杯（250 mL）、洗耳球、$AgNO_3$（AR）、NH_4SCN（AR）、NaCl（基准物质）、荧光黄指示液（0.2%乙醇溶液）、糊精（1→2%）、铁铵矾指示液（40%的 1 $mol \cdot L^{-1}$ HNO_3 溶液）。

三、实验原理

1. $AgNO_3$ 标准溶液的标定

采用吸附指示剂法。为了使 AgCl 保持较强的吸附能力，应使沉淀保持胶体状态。为此，可将溶液适当稀释并加入糊精溶液保护胶体。这样，终点颜色变化明显。用基准物 NaCl 标定 $AgNO_3$ 溶液以荧光黄为指示剂，终点时浑浊液由黄绿色转变为微红色。其变化过程如下：

终点前　　　Cl^- 过剩　　（AgCl）Cl^- ⋮ M^+

终点时　　　Ag^+ 过剩　　（AgCl）Ag^+ ⋮ X^-

（AgCl）Ag^+ 吸附 $FI^- \rightarrow$（AgCl）Ag^+ ⋮ FI^-

（黄绿色）　　　　　　　　（微红色）

2. NH_4SCN 标准溶液的标定采用比较法

为防止指示剂 Fe^{3+} 的水解，应在酸性（HNO_3）溶液中进行滴定。其反应如下：

终点前　　　$Ag^+ + SCN^- \rightarrow AgSCN \downarrow$

终点时　　　$Fe^{3+} + SCN^- \rightarrow [Fe(SCN)]^{2+}$

（淡棕红色）

四、实验步骤

（一）标准溶液的配制

1. $AgNO_3$ 溶液（0.1 $mol \cdot L^{-1}$）的配制

取 $AgNO_3$ 17.5 g 置 250 mL 烧杯中，加蒸馏水 100 mL 使溶解，然后移入棕色磨口瓶中，加蒸馏水稀释至 1 000 mL，充分摇匀，密塞，避光保存。

2. NH_4SCN 溶液（0.1 $mol \cdot L^{-1}$）的配制

取 NH_4SCN 8 g 置 250 mL 烧杯中，加蒸馏水 100 mL，使溶解，然后移入磨口瓶中，加蒸馏水稀释至 1 000 mL，摇匀。

（二）标准溶液的标定

1. NaCl 标准溶液的配制

精密称定在 270 ℃ 干燥至恒重的基准物 NaCl 约 1 g，加水溶解并定量转移至 100 mL 容量瓶中，加水适量，振摇，再用水稀释至刻度，摇匀。

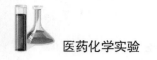

2. AgNO₃ 标准溶液 (0.1 mol·L⁻¹) 的标定

精密移取上述 NaCl 标准溶液 10.00 mL，置 250 mL 锥形瓶中，加糊精（1→50）5 mL 与荧光黄指示剂 8 滴，用 AgNO₃ 标准溶液（0.1 mol·L⁻¹）滴定至浑浊液由黄绿色转变为微红色，即为终点。

3. NH₄SCN 标准溶液 (0.1 mol·L⁻¹) 的标定 (比较法)

精密量取 AgNO₃ 标准溶液（0.1 mol·L⁻¹）10.00 mL，置锥形瓶中，加蒸馏水 10 mL，HNO₃（6 mol·L⁻¹）3 mL 与铁铵矾指示剂 1 mL，用 NH₄SCN 标准溶液（0.1 mol·L⁻¹）滴定至溶液呈淡棕红色，剧烈振摇后，仍不褪色即为终点。

五、数据处理

硝酸银标准溶液的浓度按下式计算：

$$c(\text{AgNO}_3) = \frac{m(\text{NaCl}) \times \dfrac{10.00}{100.0}}{V(\text{AgNO}_3) \times \dfrac{M(\text{NaCl})}{1\,000}}$$

式中，$M(\text{NaCl}) = 58.49 \ \text{g·mol}^{-1}$。

取平行操作 3 份的数据，分别计算硝酸银标准溶液的浓度，求浓度平均值及相对标准偏差。

六、注意事项

（1）配制 AgNO₃ 标准溶液的水应无 Cl⁻，否则配制成的 AgNO₃ 溶液出现白色浑浊，不能使用。

（2）在标定 NH₄SCN 溶液时，加入 HNO₃ 是为了阻止铁铵矾中的 Fe³⁺ 水解。所用的 HNO₃ 不应含有氮的低价氧化物，因为它能与 SCN⁻ 或 Fe³⁺ 反应生成红色物质，如 NOSCN、Fe(NO)³⁺，影响终点的观察。用新鲜煮沸放冷的 HNO₃ 即可避免。

（3）标定 NH₄SCN 溶液（0.1 mol·L⁻¹）时必须强烈振摇，因为所析出 AgSCN 的沉淀吸附相当量的 Ag⁺，如果振摇不充分，则终点出现过早，引起负误差。振摇过程中，注意勿将瓶内溶液溅出。

（4）应避免在阳光下滴定，以免 AgCl 中的 Ag⁺ 被还原。在荧光黄指示剂存在下，光线更能促进荧光黄对 AgCl 的分解作用。

（5）AgNO₃ 见光易分解：

$$2\text{AgNO}_3 \xrightarrow{\text{光}} 2\text{Ag} + 2\text{NO}_2 + \text{O}_2$$

故 AgNO₃ 溶液必须装在棕色瓶中，贮存于阴凉处。此外，AgNO₃ 若与有机物接触，则起还原作用，加热颜色变黑，故勿使 AgNO₃ 与皮肤接触。

（6）实验完毕后，应将盛 AgNO₃ 溶液的滴定管先用蒸馏水冲洗 2～3 次后，再用自来水冲洗干净。以免产生 AgCl 沉淀黏附在滴定管内壁上。若滴定管壁有 AgCl，可用少量 NH₃·H₂O 洗涤。

（7）基准物质 NaCl 易吸湿，在保存和称量过程中应注意防潮。

七、思考题

（1）按指示终点的方法不同，$AgNO_3$ 标准溶液标定有几种方法？说明每种方法各在什么条件下进行？

（2）用荧光黄为指示剂标定 $AgNO_3$ 溶液时，为什么要加入糊精溶液？

（3）在铁铵矾指示剂法滴定中，为什么用铁铵矾作指示剂？能否用 $Fe(NO_3)_3$ 和 $FeCl_3$ 作指示剂。

（4）在铁铵矾指示剂法滴定中，为什么用 HNO_3 酸化？用 HCl 或 H_2SO_4 行吗？

（5）溶液宜装在酸式滴定管还是碱式滴定管中？

八、讨论

（1）吸附指示剂法是利用滴定中生成 AgX 沉淀，在滴定终点时吸附指示剂阴离子，发生颜色变化以指示终点的沉淀滴定法。吸附作用随着沉淀的表面增大而加强，因此，在滴定前将溶液稀释并加入糊精（或淀粉）亲水性高分子化合物。因为高分子溶液有保护胶体的作用，可减免 AgX 沉淀的凝聚作用而使它保持胶体状态，有利于吸附。由于电解质的存在能使胶体聚沉，所以此法不适用于有大量中性盐电解质存在的试样。此法也不适用于 X^- 离子浓度太低的溶液，因为这时产生的 AgX 沉淀量较少，吸附作用较弱，终点不够敏锐。

（2）用吸附指示剂法测定时，对溶液的 pH 有一定的要求，这主要取决于吸附指示剂的酸解离常数（常用的指示剂多是有机弱酸）。解离常数大的吸附指示剂，溶液的 pH 就要偏低些；反之解离常数小的吸附指示剂，溶液的 pH 就要偏高些。控制溶液酸度的目的是当滴定达计量点时，溶液中有足够的指示剂阴离子被 AgX 沉淀吸附，使终点敏锐。

（3）可用 50% 的聚乙烯醇溶液 5 mL 代替糊精。同时还可将指示剂和聚乙烯醇配制一起用。

（4）沉淀滴定中，为减少沉淀对被测离子的吸附，一般滴定的体积以大些为好，故须加水稀释试液。

（5）$AgNO_3$ 标准溶液可以直接用干燥的基准物质 $AgNO_3$ 来配制，但一般用标定法。市售 $AgNO_3$ 中含有水分、金属银、有机物、氧化银、游离酸等，故常用基准试剂 NaCl 标定 $AgNO_3$ 溶液。NaCl 基准物质需在 270 ℃ 加热处理，除去杂质，否则给标定 $AgNO_3$ 溶液带来正误差。NaCl 也易吸湿，称量和保存时应注意。

（6）因铁铵矾指示剂法在酸性条件下进行（不可用 HCl、H_2SO_4 代替 HNO_3，否则产生 AgCl 沉淀和 Ag_2SO_4 沉淀），故一些阴阳离子（如 Zn^{2+}、Ba^{2+}、CO_3^{2-}、PO_4^{3-}、AsO_4^{3-}、CrO_4^{2-} 等）的存在不影响测定。但能与 SCN^- 生成沉淀，或生成配合物，或能氧化 SCN^- 的物质均有干扰。

（7）市售 NH_4SCN 不符合基准物质的要求，故采用标定法来配制标准溶液。常用铁铵矾指示剂法，以 $AgNO_3$ 标准溶液进行比较。长期保存的 $AgNO_3$ 溶液在使用前应重新

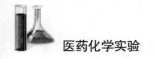

标定。

Experiment 26   Preparation and Standardization of Standard Solution for Aregentometric Method

银量法	aregentometric method	硫氰酸铵	ammonium thiocyanate，NH_4SCN
沉淀滴定法	precipitation titration	氯化钠	sodium chloride，NaCl
硝酸银	silver nitrate，$AgNO_3$		

实验 27   氯化铵的含量测定

一、实验目的

（1）掌握沉淀滴定法中铬酸钾指示剂法的原理及方法。
（2）正确判断 K_2CrO_4 作指示剂的滴定终点。

二、仪器与试剂

酸式滴定管（25 mL）、锥形瓶（250 ml）、容量瓶（100 mL）、移液管（10 mL）、烧杯（50 mL）、量筒（10 mL）、$AgNO_3$ 标准溶液（0.1 mol·L^{-1}）、NH_4Cl 试样、K_2CrO_4 指示液（5% 水溶液）。

三、实验原理

用铬酸钾法测定 NH_4Cl 的含量，是根据分步沉淀的原理，溶解度小的 AgCl 先沉淀，溶解度大的 Ag_2CrO_4 后沉淀。适当控制 K_2CrO_4 指示剂浓度使得 AgCl 恰好完全沉淀后，过量 $AgNO_3$ 溶液即与 CrO_4^{2-} 离子生成砖红色 Ag_2CrO_4 沉淀，指示终点的到达。其反应如下：

终点前　　　　$Ag^+ + Cl^- \rightarrow AgCl\downarrow$（白色）
终点时　　　　$2Ag^+ + CrO_4^{2-} \rightarrow Ag_2CrO_4\downarrow$（砖红色）

四、实验步骤

精密称取 NH_4Cl 0.9～1.0 g，精密称定，置小烧杯中，加水溶解并定量转移至 100 mL 容量瓶中，加水适量，振摇，再用水稀释至刻度，摇匀。精密吸取此溶液 10.00 mL 至锥形瓶中，加铬酸钾指示剂 1 mL，用 $AgNO_3$ 标准溶液（0.1 mol·L^{-1}）滴定到恰好混悬液微呈砖红色，即为终点。

五、数据处理

样品中 NH_4Cl 的质量分数按下式计算：

$$\omega (NH_4Cl) = \frac{c (AgNO_3) \cdot V (AgNO_3) \times \dfrac{M (NH_4Cl)}{1\,000}}{m (样品) \times \dfrac{10.00}{100.0}}$$

式中，$M (NH_4Cl) = 53.49\ g \cdot mol^{-1}$。

取平行操作 3 份的数据，分别计算 NH_4Cl 的质量分数，求质量分数平均值及相对标准偏差。

六、注意事项

（1）K_2CrO_4 指示液的用量应力求准确，目的是为了减少滴定误差。

（2）在滴定过程中须不断振摇，因为 AgCl 沉淀可吸附 Cl^-，被吸附的 Cl^- 又较难和 Ag^+ 反应完全，如振摇不充分可使终点过早出现。

（3）当形成的 Ag_2CrO_4 红色沉淀消失缓慢，且 AgCl 沉淀开始凝聚时，表示已快终点，此时须逐滴加入 $AgNO_3$ 并用力振摇。

七、思考题

（1）NH_4Cl 的测定能否用吸附指示剂法，为什么？

（2）NH_4Cl 的测定能否用铁铵矾指示剂法，为什么？

（3）以 K_2CrO_4 作指示剂时，其浓度太大或太小对测定有何影响？

（4）滴定过程中为什么要充分旋摇溶液？

（5）用铬酸钾法测定试样时，若溶液中存在 NH_4^+ 离子，在酸度控制上有什么变化，为什么要改变酸度？

（6）试比较银量法中 3 种指示终点的滴定条件的异同及各法的优缺点。

八、讨论

（1）K_2CrO_4 指示剂法最适宜的 pH 范围为 $6.5 \sim 10.5$。酸度过高，不产生 Ag_2CrO_4 沉淀，过低则形成 Ag_2O 沉淀。在 NH_4^+ 的存在下，为避免 $[Ag (NH_3)_2]^+$ 生成，溶液 pH 值需控制在 $6.5 \sim 7.2$ 之间。

（2）指示剂的用量对滴定终点的准确判断有影响，一般浓度以 $5 \times 10^{-3} mol \cdot L^{-1}$ 为宜。有时，对要求高的分析，还需作指示剂的空白校正；以无 Cl^- 的 $CaCO_3$ 固体（相当于滴定时 AgCl 的沉淀量），制成相似于实际滴定的浑浊溶液，加入相当量指示剂溶液，逐滴加入 $AgNO_3$ 标准溶液至与终点颜色相同为止。若不经空白校正，将给试样分析结果带

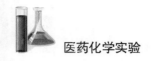

来正误差。

（3）凡是能与 Ag^+ 生成难溶性化合物或配合物的阴离子都干扰测定。如 PO_4^{3-}、AsO_4^{3-}、SO_3^{2-}、S^{2-}、CO_3^{2-} 及 $C_2O_4^{2-}$ 等离子。其中 S^{2-} 离子可生成 H_2S，经加热煮沸而除去，SO_3^{2-} 离子可经氧化成 SO_4^{2-} 离子而不发生干扰。大量 Cu^{2+}、Ni^{2+}、Co^{2+} 等有色离子将影响终点的观察。凡是能与 CrO_4^{2-} 离子生成难溶化合物的阳离子也干扰测定，如 Ba^{2+}、Pb^{2+} 离子分别和 CrO_4^{2-} 离子生成 $BaCrO_4$ 和 $PbCrO_4$ 沉淀。但 Ba^{2+} 离子的干扰可借加入过量 Na_2SO_4 而消除。Al^{3+}、Fe^{3+}、Bi^{3+}、Zr^{4+} 等高价金属离子，在中性或弱碱性溶液中易水解产生沉淀，也不应存在。若存在，改用铁铵矾指示剂法。

Experiment 27　Determination of Ammonium Chloride

氯化铵　　　　ammonium chloride，NH_4Cl

分光光度法

实验28　分光光度法测定溶液中总铁离子的含量

一、实验目的

（1）通过实验学习 TU – 1810 型紫外分光光度计的使用方法。
（2）学习亚铁离子的吸收光度分析法。

二、仪器与试剂

仪器：TU – 1810 紫外 – 可见分光光度计、吸量管（1 mL、5 mL）、比色管（25 mL）、烧杯（100 mL）。

试剂：（1）亚铁离子标准溶液（0.01 mg·mL^{-1}）：准确称取 0.070 3 g 分析纯硫酸亚铁铵 [（NH_4）$_2$Fe（SO_4）$_2$·$6H_2O$] 置于烧杯中，加 1 mol·L^{-1} HCl 溶液 50 mL，完全溶解后，移入 1 L 容量瓶中，再加 1 mol·L^{-1} HCl 溶液 50 mL，并用水稀释至刻度，摇匀，所得溶液每毫升含亚铁离子 0.01 mg。

（2）0.00500 mol·L^{-1} 的邻菲罗啉溶液。

（3）1% 盐酸羟胺水溶液。

（4）醋酸 – 醋酸钠缓冲液（pH = 4.6）：称取 136 g 分析纯 NaAc，加 120 mL 冰醋酸，加水溶解后稀释至 500 mL。

（5）试样：含量 0.02 ～ 0.05 mg Fe^{2+} / 10 mL （以 0.1 mol·L^{-1}的 HCl 为介质）。

三、实验原理

（1）分光光度法原理：根据 Lambert-Beer 定律，当一束波长一定的单色光通过某一透明的有色溶液时，其吸光度 A 与该溶液的浓度 c 和液层厚度 b 的乘积成正比，$A = K·c·b$。

当液层厚度相同时，配制一标准溶液与一未知溶液进行对照测定得：

$$A_标 = K·c_标·b$$
$$A_未 = K·c_未·b$$

将两式合并整理得：

$$c_未 = \frac{A_未}{A_标} \times c_标$$

式中，$c_标$ 是标准溶液的已知浓度、$A_标$ 和 $A_未$ 是仪器测定的吸光度，故 $c_未$ 可以求出。

通常为了省去测定后的计算，提高测定的准确度，就配制一系列浓度不同的标准溶液，分别测定它们的吸光度，并以浓度 c 为横坐标，吸光度 A 为纵坐标，绘制对应的光吸收曲线，称为标准曲线。若要测定未知溶液的浓度，只需在相同条件下测出未知液的吸光度 $A_未$ 值，在标准曲线上可直接查出对应的 $c_未$。

（2）亚铁离子与邻菲罗啉（o-phenanthroline）生成稳定的橙红色配合物邻菲罗啉亚铁，对蓝绿色光有吸收，其吸光度与溶液的浓度之间的关系服从 Lambert-Beer 定律。因而，可用分光光度法测定溶液中亚铁的含量。若铁以 Fe^{3+} 离子形式存在于溶液中，预先用还原剂（盐酸羟胺或对苯二酚等）将其还原为 Fe^{2+} 离子：

$$4Fe^{3+} + 2NH_2OH \rightleftharpoons 4Fe^{2+} + N_2O + 4H^+$$

显色时溶液的 pH 值应为 2 ～ 9，若酸度过高（pH < 2），显色缓慢而色浅。邻菲罗啉亚铁的最大吸收波长为 508 nm。

Bi^{3+}、Ca^{2+}、Hg^{2+}、Ag^+、Zn^{2+} 离子与显色剂生成沉淀，Co^{2+}、Cu^{2+}、Ni^{2+} 离子则形成有色配合物，因此当这些离子共存时应注意它们的干扰作用。较大量的草酸盐（在 pH > 6 时）及酒石酸盐（在 pH > 3 时）无干扰，而 CN^- 离子将严重干扰测定。

四、实验步骤

（1）了解 TU – 1810 型分光光度计的原理、结构和使用方法（附录 2）。

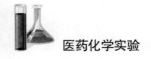

（2）标准曲线的绘制。

按表 3 - 1 分别将试剂置于 25 mL 比色管中，摇匀，配成一系列不同浓度的标准溶液。放置 10 min，以不加亚铁试剂的溶液（即第 1 管）作参比，选用 508 nm 波长和 1 cm 比色皿用分光光度计分别测定各标准溶液的吸光度。

表 3 - 1   标准曲线的绘制

比色管 序号	Fe^{2+} 标准 溶液/mL	HAc ~ NaAc /mL	盐酸羟胺 /mL	邻菲罗啉 /mL	加水至总 体积/mL	吸光度 （A）
1（空白）	0.00	2.50	1.00	2.50	25.0	
2	1.00	2.50	1.00	2.50	25.0	
3	2.00	2.50	1.00	2.50	25.0	
4	3.00	2.50	1.00	2.50	25.0	
5	4.00	2.50	1.00	2.50	25.0	
6	5.00	2.50	1.00	2.50	25.0	
试样 （10.00 mL）	/	2.50	1.00	2.50	25.0	

以吸光度 A 为纵坐标，铁含量（mg）为横坐标绘制标准曲线。

（3）试样中亚铁含量的测定。吸取试样 10.00 mL 于比色管中，分别加入上述各种试剂，显色后用水稀释至刻度，摇匀，放置 10 min，在相同条件下测定其吸光度。

利用标准曲线直接查出所测试样中 Fe^{2+} 离子的含量 c_x（mg）。

$$原试样中 Fe^{2+} 离子的浓度 = \frac{c_x}{10.0}（mg \cdot ml^{-1}）$$

五、思考题

（1）本实验为何要加入盐酸羟胺和 HAc – NaAc 缓冲溶液？
（2）能否任意改变加入试剂的顺序？为什么？
（3）系列标准溶液配好后，能否马上测定其吸光度，为什么？
（4）根据自己的实验数据，计算测定波长下的摩尔吸光系数。

Experiment 28   Determination of The Total Iron Ions
in Solution by Spectrophotometry

分光光度计	spectrophotometer
透光率	transmittance
吸光度	absorbance
显色剂	colorant
吸量管	pipet（ = pipette）

比色管	colorimetric tube
邻菲罗啉	o-phenanthroline
盐酸羟胺	hydroxylamine chlorhydrate（= hydroxylamine hydrochloride）

实验 29　紫外分光光度法测定蛋白质含量

一、实验目的

（1）学习紫外分光光度法测定蛋白质含量的原理。
（2）掌握紫外分光光度法测定蛋白质含量的实验技术。
（3）掌握 TU – 1810 紫外 – 可见分光光度计的使用方法并了解此仪器的主要构造。

二、仪器与试剂

TU – 1810 紫外 – 可见分光光度计、比色管（10 mL）、吸量管（2mL）、标准蛋白质溶液（5.00 mg·mL^{-1}溶液）、0.9% NaCl 溶液、待测蛋白质溶液（牛血清白蛋白）。

三、实验原理

（1）蛋白质可作定量分析的原因。蛋白质中酪氨酸和色氨酸残基的苯环含有共轭双键，所以蛋白质溶液在 275～280 nm 具有一个紫外吸收高峰。在一定浓度范围内，蛋白质溶液在最大吸收波长处的吸光度与其浓度成正比，服从 Lambert-Beer 定律，因此可作定量分析。该法测定蛋白质的浓度范围为 0.1～1.0 mg·mL^{-1}。

（2）此法测量的准确度。由于不同蛋白质中酪氨酸和色氨酸的含量不同，所处的微环境也不同，所以不同蛋白质溶液在 280 nm 的光吸收值也不同。据初步统计，浓度为 1.0 mg·mL^{-1} 的 1 800 种蛋白质及蛋白质亚基在 280 nm 的吸光度在 0.3～3.0，平均值为 1.25 ± 0.51。所以，此种方法测量的准确度差一些。

（3）有嘌呤、嘧啶等核酸类干扰时的经验公式。若样品中含有嘌呤、嘧啶等核酸类吸收紫外光的物质，在 280 nm 处来测量蛋白质含量时，会有较大的干扰。核酸在 260 nm 处的光吸收比 280 nm 更强，但蛋白质却恰恰相反，因此可利用 280 nm 及 260 nm 的吸收差来计算蛋白质的含量。常用下列经验公式计算：

$$蛋白质浓度（mg·mL^{-1}）= 1.45A_{280} - 0.74A_{260}$$

（A_{280} 和 A_{260} 分别为蛋白质溶液在 280 nm 和 260 nm 处测得的吸光度值）

还可以通过下述经验公式直接计算出溶液中的蛋白质的含量：

$$蛋白质浓度（mg·mL^{-1}）= F \times A_{280} \times D \times 1/d$$

式中，A_{280} 为蛋白质溶液在 280 nm 处测得的吸光度值；d 为石英比色皿的厚度（cm）；D

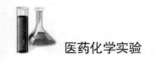

为溶液的稀释倍数；F 为校正因子。

（4）稀溶液中蛋白质浓度测定的经验公式。蛋白质的肽键在 $200 \sim 250$ nm 有强的紫外吸收，其光吸收强度在一定范围与浓度成正比，其波长越短，光吸收越强。若选用 215 nm 可减少干扰及光散射，用 215 nm 和 225 nm 光吸收差值与单一波长测定相比，可减少非蛋白质成分引起的误差，因此，对稀溶液中蛋白质浓度测定，可选用 215 nm 和 225 nm 光吸收差法。常用下列经验公式：

$$蛋白质浓度（mg \cdot mL^{-1}） = 0.144（A_{215} - A_{225}）$$

（A_{215} 和 A_{225} 分别为蛋白质溶液在 215 nm 和 225 nm 处测得的吸光度值）

四、实验步骤

1. 基本操作

（1）启动计算机，打开主机电源开关，启动工作站并初始化仪器，预热半小时。

（2）用吸量管分别吸取 0.4、0.8、1.2、1.6、2.0 mL 5.00 mg·mL^{-1} 标准蛋白质溶液置于 5 支 10 mL 比色管中，用 0.9% NaCl 溶液稀释至刻度，摇匀。用 1 cm 石英比色皿，以 0.9% NaCl 溶液为参比。

（3）在工作界面上选择测量项目为光谱扫描，设置扫描参数（起点：400 nm；终点：250 nm；速度：中；间隔：1.0 nm，单次扫描）

（4）将两个均装有 0.9% NaCl 溶液的 1 cm 石英比色皿放入测量池中，进行基线扫描，然后选定量测定，校零，再调回光谱扫描。

2. 吸收曲线的制作（找出最大吸收波长）

将放在前面的比色皿中溶液换为 0.20 mg·mL^{-1} 的蛋白质溶液，点击"START"进行扫描，绘制吸收曲线，从曲线中可以获得此标准蛋白质溶液的最大吸收波长。

3. 标准曲线的绘制

在工作界面上选择测量项目为光度测量设置测量条件（测量波长：278.00 nm）。

用 1 cm 石英比色皿，以 0.9% NaCl 溶液为参比，在 278 nm 处分别测定以上所配标准溶液的吸光度 A_{278}，按表 3 - 2 记录：

表 3 - 2　标准曲线的绘制

浓度/mg·mL^{-1}	0.20	0.40	0.60	0.80	1.00
A_{278}					

以蛋白质浓度为横坐标，吸光度为纵坐标绘制标准曲线。

4. 样品测定

配制 3 份待测蛋白质溶液（取待测蛋白质溶液 2.0 mL 分别于 3 支 10 mL 比色管中，用 0.9% NaCl 溶液稀释至刻度），按上述方法测定 278 nm 处的吸光度。得各份溶液的吸光度，取平均值，根据样品溶液的吸光度，从标准曲线上查出待测蛋白质的浓度。

五、注意事项

准备工作：

（1）在测量前应把仪器预热半小时。

（2）标准溶液一定要配制准确，以防影响实验效果，保证标准曲线的线性关系。

（3）由于蛋白质的紫外吸收峰常因 pH 值的改变而改变，故进行样品测定时的 pH 最好与标准曲线制作时的 pH 值一致。

测量工作：

（1）吸收曲线绘制前必须进行光谱的扫描。

（2）在作标准曲线进行定量前一定要选择最大的吸收波长，确保灵敏度高。

（3）在实际操作中，比色皿在使用中应注意保持干净，更不能触摸比色皿的光面，以防摩擦影响通光。

六、思考题

（1）紫外分光光度法测定蛋白质的方法有何缺点及优点？受哪些因素的影响和限制？

（2）若样品中含有核酸类杂质，应如何校正？

Experiment 29　　Determination of Protein $_B$ y Ultraviolet Spectrophotmetry

蛋白质	protein	吸光系数	absorptivity

实验 30　双波长分光光度法测定安钠咖注射液的含量

一、实验目的

（1）熟悉采用双波长分光光度法测定二元混合物中组分含量的原理和方法。

（2）掌握选择测定波长（λ_1）及参比波长（λ_2）的方法。

（3）了解双波长分光光度法既可在双波长分光光度计上测定，也可在单波长分光光度计上测定。

二、仪器与试剂

TU – 1810 型分光光度计、容量瓶（100 mL、250 mL）、吸量管（1 mL、5 mL）、洗耳

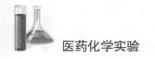

球、咖啡因（对照品）、苯甲酸钠（对照品）、HCl 溶液（0.1 mol·L^{-1}）安钠咖注射液。

三、实验原理

本实验采用双波长分光光度法，在同一溶液中直接测定二组分的含量，方法简便快速，易于掌握。

安钠咖注射液是每毫升含无水咖啡因 0.12 g、苯甲酸钠 0.13 g，要求该两组分含量均应为标示量的 93.0%～107.0%《中华人民共和国药典》2010 年版。这两种组分在 HCl 溶液(0.1 mol·L^{-1})中测得的吸收光谱见图 3－1。由图可见，苯甲酸钠的吸收峰在 230 nm 处，咖啡因的吸收峰在 272 nm 处。

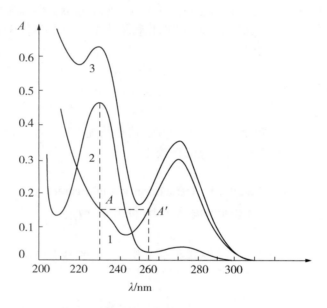

图 3－1 安钠咖注射液中两组分在 HCl 溶液（0.1 mol·L^{-1}）中的吸收光谱

1. 咖啡因；2. 苯甲酸钠；3. 咖啡因＋苯甲酸钠

若欲测定苯甲酸钠，由作图法可见，干扰组分咖啡因在 230 nm 和 257 nm 处的吸光度相等，由此可用以消除咖啡因的干扰。直接测定混合物在此两波长处的吸光度差值，即可测出苯甲酸钠的浓度。

$$
\begin{aligned}
\Delta A &= A_{230}^{苯+咖} - A_{257}^{苯+咖} \\
&= A_{230}^{苯} + A_{230}^{咖} - A_{257}^{苯} - A_{257}^{咖} \\
&= A_{230}^{苯} - A_{257}^{苯} \quad （因为 A_{230}^{咖} = A_{257}^{咖}） \\
&= E_{230}^{苯} \cdot c_{苯} \cdot b - E_{257}^{苯} \cdot c_{苯} \cdot b \\
&= (E_{230}^{苯} - E_{257}^{苯}) c_{苯} \cdot b = K \cdot c_{苯}
\end{aligned}
$$

ΔA 仅与 $c_{苯}$ 成正比，而与咖啡因浓度无关，从而测得苯甲酸钠的浓度。

同理，若测定咖啡因，可选择 $\lambda_1 = 272$ nm，$\lambda_2 = 253$ nm，则可消除苯甲酸钠的干扰。$\Delta A = K \cdot c_{咖}$，从而测得咖啡因的浓度。

四、实验步骤

1. 溶液的制备

（1）标准储备液的制备。精密称取咖啡因和苯甲酸钠各 0.050 0 g，分别用蒸馏水溶解，定量转移至 100 mL 容量瓶中，用蒸馏水稀释至刻度，摇匀，即得浓度为 0.500 mg·mL^{-1} 的标准咖啡因储备液和标准苯甲酸钠储备液。置于冰箱中保存备用。

（2）标准溶液的制备。分别吸取标准咖啡因储备液和标准苯甲酸钠储备液各 1.00、2.00、3.00、4.00、5.00 mL 置两组各 5 个 100 mL 容量瓶中。用 HCl 溶液（0.1 mol·L^{-1}）稀释至刻度，摇匀，即得标准咖啡因溶液和标准苯甲酸钠溶液，其溶液浓度分别为 5、10、15、20、25 μg·mL^{-1}。

（3）标准混合溶液的配制。分别吸取标准咖啡因储备液和标准苯甲酸钠储备液各 2.00 mL 置同一 100 mL 容量瓶中，用 HCl 溶液（0.1 mol·L^{-1}）稀释至刻度，即得标准混合溶液，其中咖啡因和苯甲酸钠的浓度均为 10 μg·mL^{-1}。

（4）样品溶液的制备。用 1 mL 吸量管吸取注射液 1.00 mL 置 250 mL 容量瓶中，用蒸馏水稀释至刻度。从中精密吸取 2.00 mL 置 100 mL 容量瓶中，用 HCl 溶液（0.1 mol·L^{-1}）稀释至刻度。

2. 测定条件的选择及样品的测定

（1）苯甲酸钠。以 HCl 溶液（0.1 mol·L^{-1}）为参比，用 10.0 μg·mL^{-1} 的咖啡因溶液测定 230 nm 处的 A 值。缓缓改变波长逐点测定 257 ± 2 nm 附近各点的 A 值，记下等吸收波长 λ_1。

（2）咖啡因。以 HCl 溶液（0.1 mol·L^{-1}）为参比，用 10.0 μg·mL^{-1} 的苯甲酸钠溶液测定 272 nm 处的 A 值。缓缓改变波长，逐点测定 253 ± 2 nm 附近各点的 A 值，改变波长使与 272 nm 处的 A 值相等为止，记下等吸收波长 λ_2。

（3）样品的测定。以 HCl 溶液（0.1 mol·L^{-1}）为参比，分别测定标准溶液、标准混合溶液和样品溶液在各相应波长处的吸光度值，然后进行数据处理。

五、数据记录和处理

1. 实验结果记录（表 3 - 3）

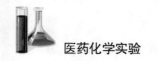

表3-3 实验练习记录

仪器编号：

样品	含量 /μg·mL⁻¹	230 nm	λ_1 ( )	ΔA_1 ($A_{230}-A_{\lambda1}$)	272 nm	λ_2 ( )	ΔA_2 ($A_{272}-A_{\lambda2}$)
苯甲酸钠标准溶液	5				—	—	—
	10				—	—	—
	15				—	—	—
	20				—	—	—
	25				—	—	—
咖啡因标准溶液	5	—	—	—			
	10	—	—	—			
	15	—	—	—			
	20	—	—	—			
	25	—	—	—			
标准混合溶液							
样品安钠咖溶液							

2. 结果计算

苯甲酸钠的回归直线方程为：

$$\Delta A_1 = \underline{\qquad} + \underline{\qquad} c \ (\mu g \cdot mL^{-1}), \quad r = \underline{\qquad} \qquad ①$$

咖啡因的回归直线方程为：

$$\Delta A_2 = \underline{\qquad} + \underline{\qquad} c \ (\mu g \cdot mL^{-1}), \quad r = \underline{\qquad} \qquad ②$$

根据①式，由安钠咖注射液求得的 ΔA_1，计算样品溶液中苯甲酸钠的浓度：

$$c_{\Delta A_1}^{安} = \underline{\qquad} \ (\mu g \cdot mL^{-1});$$

根据②式，由安钠咖注射液求得的 ΔA_2，计算样品溶液中咖啡因的浓度：

$$c_{\Delta A_2}^{咖} = \underline{\qquad} \ (\mu g \cdot mL^{-1})$$

$$苯甲酸钠标示量\% = c_{\Delta A_1}^{安} \times \frac{100 \times 250.0 \times 10^{-6}}{2.00 \times 0.130}$$

$$咖啡因标示量\% = c_{\Delta A_2}^{咖} \times \frac{100 \times 250.0 \times 10^{-6}}{2.00 \times 0.120}$$

六、注意事项

（1）因不同仪器的波长精度略有差异，故在不同仪器上测定时，应对波长组合进行校正。

（2）在双波长法测定中，需大幅度改变测试波长，此时，光能量变化急剧，使光电管受光后响应缓慢，需一移光响应平衡时间，故需等数分钟后，才能进行读数。

（3）测定苯甲酸钠的等吸收波长用咖啡因溶液寻找；反之，欲测定咖啡因的等吸收波长，用苯甲酸钠溶液来寻找。

（4）在测定过程中，在读取吸光度后，应及时关闭遮盖光路的闸门，以保护光电管。

Experiment 30   Determination of Caffeine and Sodium Benzoate Injection by Double-wavelength Spectrophotmetry

苯甲酸钠　　　　　　sodium benzoate　　　　咖啡因　　　　　　　caffeine

实验 31　原子吸收分光光度法测定血清中铁含量

一、实验目的

（1）通过实验了解 HITACHI Z – 5000 型原子吸收分光光度计的原理、基本结构和使用方法。

（2）学习血清中铁（Fe）的原子吸收分光光度分析方法。

二、仪器与试剂

HITACHI Z – 5000 型原子吸收分光光度计、比色管（5 mL）、容量瓶（100 mL、250 mL）、吸量管（10 mL）、取样器、铁标准贮备液 100 μg · mL^{-1}（国家标准物质中心研制）、1% HNO$_3$ 溶液。

三、实验原理

1. 原子吸收分光光度法原理

由光源辐射一定光强的单色光 I_o 通过吸收池（原子蒸气）后，被吸收掉部分能量，光能变为 I_v（图 3 – 2），即 $I_v = I_o \mathrm{e}^{-KNl}$（遵循朗伯定律）。式中，$l$ 为吸收池厚度；K 为吸收系数；N 为自由原子总数（近似于基态原子数）。

用吸光度 A 可表示如下：

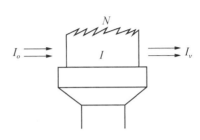

图 3 – 2　原子吸收分光光度法原理示意

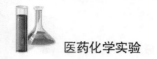

$$A = \lg \frac{I_o}{I_v} = 0.434\ KNl$$

$$N = n \cdot c\ （n\ 为比例常数，c\ 为被测组分的元素浓度）$$

$$A = 0.434\ Knlc$$

用 k 代替 $0.434\ KN\ l$ 得吸收公式：

$$A = kc$$

2. 血清中铁（Fe）的测定

配制一系列不同浓度的 Fe 标准溶液，分别测定它们的吸光度 A，以浓度 c 为横坐标，吸光度 A 为纵坐标绘制标准曲线，在相同测量条件下，只要测定未知溶液的吸光度 A_X，就可在标准曲线上求得对应浓度 c_X。

四、实验步骤

1. 了解 HITACHI Z−5000 型的原理、结构和使用方法（附录3）

2. **标准曲线的测绘**

（1）配制 Fe 标准中间液（$10\ \mu g \cdot mL^{-1}$）。准确吸取 2.5 mL Fe 标准贮备液（$1\ 000\ \mu g \cdot mL^{-1}$）置于 250 mL 容量瓶中，用 1% HNO_3 溶液定容至刻度 $10\ \mu g \cdot mL^{-1}$ 即得。

（2）配制系列标准工作液。分别准确吸取 0.00、1.00、2.00、3.00、4.00、5.00、6.00 mL Fe 标准中间液置于 7 个 100 mL 的容量瓶中，用 1% HNO_3 定容至刻度得 Fe 标准系列浓度为：0.00、0.100、0.200、0.300、0.400、0.500、0.600 $\mu g \cdot mL^{-1}$。

（3）测定标准系列的吸光度。以 Fe 浓度（$\mu g \cdot mL^{-1}$）为横坐标，吸光度 A 为纵坐标绘制标准曲线。

3. **血清中 Fe 含量的测定**

吸取 1.00 mL 血清于 5 mL 具塞刻度比色管中，用 1% HNO_3 定容至刻度，在相同测量条件下测定其吸光度 A_X。

利用标准曲线，微机自动显示试样中 Fe 的浓度 c_X（$\mu g \cdot mL^{-1}$）。

原试样（血清）中 Fe 含量 $= 5\ c_X$（$\mu g \cdot mL^{-1}$）。

五、思考题

实验 21、28、31 这 3 个实验都是测定铁的含量，试从实验原理、方法和实验结果处理等方面分析其异同点。

Experiment 31　Determination of The Total Iron
in Serum by Atomic Absorption Spectrophotometry

原子吸收分光光度计	atomic absorption spectrophotometer
血清	serum
铁	iron

电 位 法

实验 32　氟离子选择性电极测定尿中氟含量

一、实验目的

（1）熟悉用氟离子选择性电极测定尿氟的原理和方法。
（2）学习并掌握离子计的作用。

二、仪器与试剂

仪器：PXSJ - 216 型离子计、电磁搅拌器、氟离子选择性电极和 222（或 232）型饱和甘汞电极。

试剂：均为 AR 级，所用水为二次交换水或重蒸水。

（1）F^- 储备液。称取 0.221 0 g NaF（先经 120 ℃烘干 2 小时），用 TISAB:假尿液 = 1:1 的混合液（见后）溶解，并定容至 1 L，储于聚乙烯塑料瓶中，此液含氟 100 μg·mL^{-1}。

（2）TISAB。取 57 mL 冰醋酸、58 g NaCl、12 g 二水合柠檬酸钠一并加入到盛有约 500 mL 蒸馏水的大烧杯中，搅拌使其溶解。再慢慢加入 c（NaOH）= 6 mol·L^{-1} 的 NaOH 溶液（约 125 mL）调节 pH 值为 5.0 ～ 5.5，冷至室温，加水至 1 L。

（3）含氟的 TISAB。配法同上，在加水稀释前加 2.00 mL 100 μg·mL^{-1} 的氟标准液，定容为 1 L，此液含氟 0.2 μg·mL^{-1}。

（4）假尿液。称 11.6 g NaCl、2.00 g Na_2HPO_4 溶于 800 mL 水中，加 1 mL 浓 H_2SO_4，再用水稀释至 1 L。

三、实验原理

离子选择性电极用于分析测定，具有灵敏度高，选择性好，操作简便、快速、设备简单等优点。离子选择性电极对某种离子有特效响应功能，其电极电势与被测离子的活度的关系服从 Nernst 方程，因而可作定量分析。

离子选择性电极除对被测离子响应外，对溶液中其他共存离子也会有不同程度的响应，其影响程度可用选择性系数表示。选择性系数的大小与电极材料及制作工艺有关，其定义及测定的方法，不在本实验中讨论。

氟离子选择性电极由 LaF_3 压成单晶膜制成，能对 F^- 产生 Nernst 响应。测氟时，把它

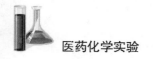
与甘汞电极同时放入含氟溶液中，组成原电池（图3-3）。

氟电极的电极电位为：

$$\varphi_{氟电极} = \varphi^{\theta} - \frac{RT}{F}\ln a_{F^-}$$

原电池电动势为：

$$E = \varphi_{甘汞} - \varphi_{氟电极} = K + S\lg a_{F^-} \quad (S = 2.303RT/F)$$

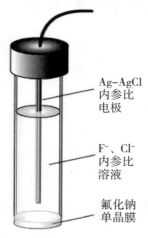

图3-3　氟离子选择性膜电极

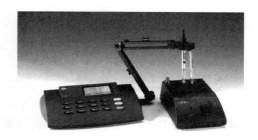

图3-4　PXSJ-216型离子计

电池电动势用高输入阻抗的离子计来测量，实验装置如图3-4所示。

如果保持活度因子不变，则：

$$E = K + S\lg r_{F^-} + S\lg c\,(F^-) = K' + S\lg c\,(F^-)$$

由上式可见，电池电动势与被测溶液氟离子浓度的对数呈线性关系。把已活化好的氟电极和饱和甘汞电极连接在离子计上，依次插入一系列已知准确浓度的F^-标准溶液中，测其相应的电动势。以测得的电动势E值对$\lg c\,(F^-)$作图，得一直线，即为校正曲线。再在相同条件下，测定样品的E_X值，然后从校正曲线上查出被测样品的F^-浓度。

为了使活度因子相同，通常是在标准溶液和样品液中，同样地加入一种离子强度很大的溶液，使它们的离子强度尽量接近，以达到离子的活度因子基本相同。所加入的溶液叫作总离子强度调节缓冲液（TISAB）

氟电极测定F^-的最佳pH值为5.0~5.5，要求TISAB的酸度控制在这个范围。

四、实验步骤

（1）将氟电极和甘汞电极连接在离子计上，再将电极浸入去离子水中，用去离子水清洗电极至空白值。

（2）标准曲线的绘制。

1）取5个100 mL容量瓶，编号，分别加入100 μg·mL^{-1}的氟储备液0.20、0.50、1.00、5.00、10.0 mL，用TISAB和假尿液按1:1体积配成的混合液稀释到刻度，依次得到浓度为 0.20、0.50、1.00、5.00、10.0 μg·mL⁻¹ 的标准溶液。

2）取 25 mL 烧杯 5 个，分别加入上面 5 种标准液约 20 mL，放入搅拌磁子，插入电极，开动电磁搅拌器，按由稀到浓的顺序测出各种溶液的平衡电动势，作出 $E(mV)-lgc$（F⁻）校正曲线。

（3）尿样测定。取 25 mL 烧杯一个，加入 10.0 mL 尿样和 10.0 mL 含氟的 TISAB，如上法测其平衡电动势（E_X）。从标准曲线上查出相应的氟浓度 c_X（μg·mL⁻¹）。（注意：测样品前要用水清洗电极至空白值）。

（4）结果计算：

$$尿中氟含量 = \frac{40.0 \times c_X - 20.0 \times 0.20}{20.0}（mg/L）$$

五、注意事项

（1）氟电极在作用前，宜在纯水中浸泡数小时或过夜，最好是浸在 0.001 mol·L⁻¹ NaF 溶液中活化 1～2 小时，再用去离子水清洗，直至电极在去离子水中能达到电极使用说明书所要求的电势值为止。连续使用的中间空隙应浸泡在水中，长久不用时则需风干保存。电极晶片要小心保护，切勿与尖硬物碰撞。如沾有油污，用脱脂棉依次涂酒精和丙酮轻拭，再以纯水洗净。

（2）电极在接触浓的含氟溶液后测稀溶液时，往往伴有迟滞效应。因此，用于测定 pH = 5 左右的电极不宜接触浓氟溶液，否则会产生误差。测定顺序由稀溶液到浓溶液进行。

（3）电极电势的平衡时间随氟离子浓度低而延长。测定时，如果电位在 1 min 变化不超过 1 mV 时即可读取平衡电势值。

六、思考题

（1）用氟电极测定溶液中氟含量时为什么要加入总离子强度调节缓冲液（TISAB）？
（2）测定样品时，为什么要先用水清洗至电极的空白值？

Experiment 32　Determination of Fluorine in Urine by Ion Selective Electrode

氟	fluorine
尿	urine
离子选择性电极	ion selective electrode
离子计	ion meter
总离子强度调节缓冲液	total ion strength adjustment buffer（TISAB）

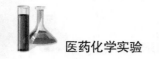

医药化学实验

实验 33　磷酸的电位滴定

一、实验目的

（1）掌握用酸碱电位滴定法，测定磷酸电位的原理和方法。

（2）学会绘制电位滴定曲线，并由滴定曲线或二级微商法确定滴定终点的体积，计算磷酸浓度和离解常数的原理和方法。

二、仪器与试剂

PXSJ–216 型离子计、221 型玻璃电极、222 型饱和甘汞电极、电磁搅拌器、铁芯搅拌棒、烧杯（100 mL）、移液管（10 mL）、洗耳球、碱式滴定管（25 mL）、邻苯二甲酸氢钾标准缓冲溶液（0.05 mol·L^{-1}）、NaOH 标准溶液（0.1 mol·L^{-1}）、H$_3$PO$_4$ 样品溶液（约 0.1 mol·L^{-1}）。

三、实验原理

电位滴定法是根据滴定过程中，电池电动势的突变来确定终点的方法。磷酸的电位滴定，是以 NaOH 标准溶液为滴定剂，饱和甘汞电极为参比电极，玻璃电极为指示电极。将此两电极插入试液中，组成原电池（图 3 – 5）。随着滴定剂不断加入，被测物与滴定剂发生反应，溶液 pH 值不断变化。以加入滴定剂的体积为横坐标，相应的 pH 值为纵坐标，则可绘制 pH – V 滴定曲线，由曲线确定滴定终点。也可采用一级微商法 $\Delta\text{pH}/\Delta V - V$ 或二级微商法 $\Delta^2\text{pH}/\Delta^2 - V$ 确定滴定终点。

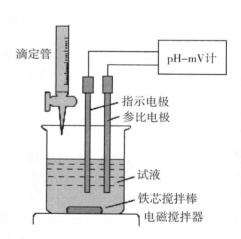

图 3 – 5　电位滴定基本装置示意

用电位滴定法绘制 NaOH 溶液滴定 H$_3$PO$_4$ 的 pH – V 曲线，见图 3 – 6。从曲线上不仅可以确定滴定终点，而且也能求算 H$_3$PO$_4$ 的浓度及其 K_{a1} 和 K_{a2}。H$_3$PO$_4$ 在水溶液中是分步离解的，即：

$$\text{H}_3\text{PO}_4 \rightleftharpoons \text{H}^+ + \text{H}_2\text{PO}_4^-$$

$$K_{\text{a1}} = \frac{[\text{H}^+][\text{H}_2\text{PO}_4^-]}{[\text{H}_3\text{PO}_4]} \qquad \qquad ①$$

当用 NaOH 标准溶液滴定到 [H$_3$PO$_4$] = [H$_2$PO$_4^-$] 时，根据①式，此时 K_{a1} = [H$^+$]，即 pK_{a1} = pH。故 $1/2V_{\text{sp1}}$（第一半计量点）对应的 pH 值即为 pK_{a1}。

$$\text{H}_2\text{PO}_4^- \rightleftharpoons \text{H}^+ + \text{HPO}_4^{2-}$$

$$K_{a2} = \frac{[H^+][HPO_4^{2-}]}{[H_2PO_4^-]} \qquad ②$$

当继续用 NaOH 标准溶液滴定到 $[H_2PO_4^-] = [HPO_4^{2-}]$ 时，根据②式，此时的 K_{a2} = $[H^+]$，即 pK_{a2} = pH，故第二半计量点体积对应的 pH 值即为 pK_{a2}。

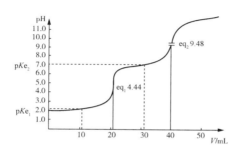

图 3-6　NaOH 溶液（0.1 mol·L^{-1}）滴定 H_3PO_4（0.1 mol·L^{-1}）电位滴定曲线

电位滴定可以用来测定某些弱酸或弱碱的离解平衡常数。

四、实验步骤

（1）校准酸度计（两点校正法）。

（2）用移液管精密吸取 10.00 mL 磷酸样品溶液，置于 100 mL 烧杯中，加蒸馏水 20 mL，插入玻璃电极和饱和甘汞电极。在电磁搅拌下，用 NaOH 标准溶液（0.1 mol·L^{-1}）进行滴定。在滴加 NaOH 标准溶液 10.00 mL 过程中，应每加入 2.00 mL，测量 pH 值 1 次。在接近化学计量点时，每次加入 NaOH 标准溶液体积逐渐减小。在化学计量点前后以每次加入 1 滴（如 0.05 mL）测量 1 次 pH 值。每次滴加的 NaOH 标准溶液的体积相等，便于处理数据。继续滴定至过了第二计量点为止。

五、数据处理

（1）按下表记录 NaOH 标准溶液体积及相应的 pH 值，并按 $\Delta^2 pH/\Delta^2 - V$ 曲线法（二级微商法）求出第一、第二计量点消耗的 NaOH 溶液体积。必要时，可用内插法计算，并由此求得第一、第二半计量点所消耗滴定剂的体积（表 3-4）。

表 3-4　NaOH 标准溶液体积及相应 pH 值

滴定剂体积（V）/mL	酸度计读数（pH）	ΔpH	ΔV	$\Delta pH/\Delta V$	平均体积（V）	$\Delta(\Delta pH/\Delta V)$	$\Delta^2 pH/\Delta V^2$

（2）绘制 pH-V 曲线，第一、第二半计量点体积所对应的 pH 值，分别为 H_3PO_4 的

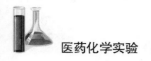

医药化学实验

pK_{a1}、pK_{a2}。

（3）求 H_3PO_4 的物质的量浓度：

$$c\ (H_3PO_4)\ = \frac{c\ (NaOH)\ \times V_{sp1}}{10.00}$$

式中，V_{sp1} 为第一计量点所消耗的 NaOH 标准溶液的体积。

六、注意事项

（1）安装玻璃电极时，既要把电极插入测量溶液中，又要防止烧杯中转动的铁芯搅拌棒触及玻璃电极。

（2）电位滴定的测点分布，应控制在化学计量点前后密些，远离化学计量点疏些，并且在接近化学计量点附近时，每次加入溶液量应保持一致（如 0.05 mL），这样便于数据处理和绘制滴定曲线。

（3）滴定剂的加入，发生酸碱反应是迅速的，但电极响应是有一定的时间的，所以应在滴加标准溶液搅拌平衡后读取酸度计 pH 值。切忌滴定剂加入后立即读数。

（4）用滴定管加入少量滴定剂，如 0.05 mL，可用一支细玻棒，碰一下滴定管尖端再插入溶液中。不可用洗瓶冲洗滴定管尖端，以免滴定液被稀释影响滴定的突跃。但应注意玻棒在烧杯中放置时，勿碰到转动的搅拌棒。

（5）搅拌速度不宜太快，以免溶液溅失。

（6）由于玻璃电极碱差的影响，测得 K_{a2} 的偏离理论值（$pK_{a2}=7.21$）较大。

七、思考题

（1）H_3PO_4 是三元酸，为何在 pH-V 滴定曲线上仅出现 2 个"突跃"？

（2）用 NaOH 滴定 H_3PO_4 时，第一化学计量点和第二化学计量点所消耗的 NaOH 体积理应相等，但实际上并不相等，为什么？

（3）电位滴定过程中，能否用 E 的变化代替 pH 变化？

（4）若以电位滴定法进行非水滴定、氧化还原滴定、沉淀滴定以及配位滴定，应各选择何种指示电极和参比电极？

八、讨论

（1）电位滴定法的仪器装置和操作都较滴定分析法繁琐，但对某些滴定分析法不能进行的测定，如被测溶液混浊、有颜色或缺少适当指示剂等，可用电位滴定法来测定。同时电位滴定法可用于寻找合适指示剂或用来校正指示剂终点颜色变化，具有重要意义。

（2）电位滴定法应用甚广，在酸碱、沉淀、氧化还原、配位和非水滴定均可用电位滴定法进行，但必须满足下述条件：①必须有特征的指示电极；②反应必须按化学计量式进行，没有副反应发生；③反应必须进行得足够迅速。

（3）电位滴定法对不同类型的反应，应选用不同的指示电极和参比电极（表 3-5）。

表 3-5 电位滴定法的指示电极与参比电极

滴定方法	指示电极	参比电极
酸碱滴定	玻璃电极、锑电极	甘汞电极
沉淀滴定	银电极、汞电极、Ag_2S 薄膜电极等选择电极	甘汞电极、玻璃电极
配位滴定	汞电极、银电极等各种离子选择电极	甘汞电极
氧化还原滴定	铂电极	甘汞电极、玻璃电极

  非水电位滴定法是电位法中应用最广泛的一种。因为许多化合物的非水滴定尚无适当的指示剂指示终点,因此常用电位滴定法作为选择指示终点方法的依据和标准。非水酸碱滴定法,电极系统是采用玻璃电极和饱和甘汞电极。玻璃电极用后应立即清洗,并浸在水中保存。饱和甘汞电极套管内装饱和氯化钾 - 无水甲醇溶液。

  (4)若磷酸的电位滴定仅仅测 pH_{sp1} 和 pH_{sp2},可以不要标定 NaOH 滴定剂的浓度。如测 K_a 值则应标定其准确浓度,以便计算各共轭酸碱组分的浓度。

  (5)本实验因 pH_{sp1} 在弱酸性区间,pH_{sp2} 在碱性区间,pH 近似等于 9.5,因此定位时仅使用一个适中的磷酸盐标准缓冲溶液(pH = 6.86)定位即可,这是从教学实验考虑。严格地说,测量 pH_{sp1} 时,采用 $0.05\ mol \cdot L^{-1}$ 邻苯二甲酸氢钾(pH = 4.00,25 ℃)定位;测量 pH_{sp2} 采用 $0.01\ mol \cdot L^{-1}$ 硼砂(pH = 9.18,25℃)定位。

Experiment 33   Potentiometric Titration of Phosphoric Acid

磷酸	phosphoric acid	指示电极	indicator electrode
邻苯二甲酸氢钾	potassium hydrogen phthalate	参比电极	reference electrode
电位滴定	potentiometric titration		

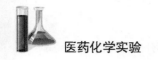

第四部分 **有机化学实验**

实验 34　常压蒸馏和沸点的测定

一、实验目的

（1）了解蒸馏的原理、沸点和沸程的定义以及测定沸点的意义。

（2）掌握常压蒸馏法（常量法）测定沸点的方法和操作技术。

二、仪器与试剂

圆底烧瓶、直形冷凝管、蒸馏头、温度计、接引管（又称牛角管）、锥形瓶、长颈漏斗、未知物1。

三、实验原理

当液体被加热时，该物质的蒸气压达到与外界施于液面的总压力（通常是大气压力）时液体沸腾，这时的温度称为沸点。常压蒸馏就是将液体加热到沸腾变成蒸气，又将蒸气冷凝得到液体的过程。

纯液态的有机物在一定的压力下均有固定的沸点，在蒸馏过程中，沸点变动很小，这个沸点的变化范围称为沸程（也称为沸点距）。纯液体化合物的沸程一般为 $0.5 \sim 2\ ℃$。如果被测物不纯，则它的沸点不固定，沸程也较长。因此通过蒸馏可以测定化合物的沸点及了解液体有机物的纯度。也可以利用蒸馏将两种或两种以上沸点相差较大（ $> 30\ ℃$）的液体混合物分开。

沸点是液态有机物的一个重要的物理参数，通过沸点测定可以定性地了解物质的纯度。但是有一定的沸点，而且沸程也很小的物质不一定是纯物质。因为有些物质可以和其他物质形成二元或三元共沸物，共沸物也有一定的沸点，其沸点距也很小。

根据样品用量的不同，测定沸点的方法可以分为常量法和微量法两种。

四、实验装置图

详见图 1 - 25。

五、实验步骤

　　蒸馏实验装置主要包括气化、冷凝和接收三部分。仪器按照从下往上，从左到右原则安置完毕，注意各磨口之间的连接。根据被蒸液体的量来选择容积合适的蒸馏瓶（通常装液量为蒸馏烧瓶容积的 1/3 ～ 2/3），加入 30 mL 未知物 1。加料时用长颈玻璃漏斗将蒸馏液体小心倒入（温度计经胶塞插入蒸馏头中，调整并使温度计的水银球正好与蒸馏头支口的下端相平）。

　　放入 1 ～ 2 粒沸石，通冷凝水（下进上出），开始加热并注意观察蒸馏瓶中的现象和温度计读数的变化。当瓶内液体开始沸腾时，蒸气前沿逐渐上升，待达到温度计水银球时，温度计读数急剧上升，这时应适当调小火焰，以控制馏出的液滴以每秒钟 1 ～ 2 滴为宜。在蒸馏过程中，应使温度计水银球处于被冷凝液滴包裹状态，此时温度计的读数就是馏出液的沸点。收集馏分。记下该馏分的沸程：即记录第一滴馏分馏出时的温度 T_1 和温度恒定时的读数 T_2。如维持原来的加热速度，温度计读数会突然下降，即可停止蒸馏。或温度计读数无明显变化，但瓶内只剩下少量（0.5 ～ 1 mL）液体时，也不应将瓶内液体完全蒸干，以免发生意外。蒸馏结束，先停止加热，后停止通水，拆卸仪器顺序与装配时相反。

六、实验结果

　　未知物的沸程为：T_1 ～ T_2，计算回收率。

七、思考题

　（1）什么叫沸点？液体的沸点和大气压有什么关系？
　（2）如何通过常量法测定沸点来判断未知物的纯度？
　（3）沸石（即止暴剂或助沸剂）为什么能止暴？如果加热后才发现没加沸石怎么办？
　（4）在蒸馏过程中，加热的速度不能太大又不能太小，为什么？
　注意：本次实验回收所有的溶剂。

Experiment 34　Distillation under Ordinary Pressure and Determination of Boiling Point

蒸馏瓶	distillation flask		
冷凝管	condenser	接引管	adapter
沸石	boiling stone	锥形瓶	erlenmeyer flask

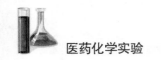
实验 35　熔点的测定

一、实验目的

（1）了解熔点、熔距的定义。
（2）了解熔点测定的意义：测定固体有机物熔点，鉴定固体有机物及其纯度。
（3）掌握毛细管测定熔点的操作方法。

二、仪器与试剂

WRS－1B 数字熔点仪、自制乙酰水杨酸、表面皿、50 cm 长的玻璃管、毛细管（内径 1 mm）。

三、实验原理

晶体物质加热到一定温度时，便从固态熔化为液态。固、液两相在标准大气压力下达到平衡状态时的温度，叫作熔点。一般说来，纯有机物有固定的熔点。即在一定压力下，固、液两相之间的变化都是非常灵敏的，固体开始熔化（即初熔）至固体完全熔化（即全熔）的温度差不超过 $0.5 \sim 1$ ℃，这个温度差叫作熔点范围（或称熔距、熔程）。如果混有杂质则其熔点下降，熔距也较长，因此测定熔点可以鉴定纯净的固体有机化合物，根据熔距的长短还可以定性地估计出该化合物的纯度。

在有机物的鉴定中，常常采用测定混合熔点的方法来判断两种熔点相同或相近的物质是否为同一种物质。即测定熔点相同或相近的未知物和已知物两者混合物的熔点，若混合物的熔点较两者单独测定时下降或熔距变长，则两者不是同一种化合物；若混合物的熔点不下降，则可以认为是同一种物质。

测定熔点的方法很多，实验室常用操作简单的毛细管法来测定熔点，也可以采用显微熔点测定仪或数字熔点测定仪来进行。本实验采用 WRS－1B 数字熔点仪进行测量。

四、实验步骤

（1）样品填装。将毛细管开口端插入干燥的并已研细成粉末的自制乙酰水杨酸样品中 2～3 次，这时有少许样品装入毛细管中。取一根约 50 cm 长的玻璃管垂直放置于干燥的表面皿中央，将装有样品的毛细管开口端朝上，让其在玻璃管上端自由下落，反复数次，直到样品紧密而又均匀地填装在毛细管的底部，不要留有空隙，要求样品装填的高度为 2～3 mm。管外样品要用卫生纸擦干净，注意装样要迅速，以免样品受潮，每个样品至少填装两支毛细管，平行测定两次。

（2）开启数字熔点仪电源开关，按照操作步骤设置预置温度和升温速率。预置温度为与所预计的熔点相差 10～20 ℃，到达预置温度前，此时升温速率较快，当到达预置温度后，升温速率下降，越接近熔点，升温速率越慢，所测得的熔点范围误差也越小。本次实验预置温度为 120 ℃，升温速率为 3.0 ℃/min。

（3）当熔点仪到达预置温度并稳定时，将样品管小心垂直地插入到加热炉中，按升温键进行测量。测量完毕，仪器给出初熔温度及全熔温度，记录这 2 个温度即为熔点。例如：初，134.8 ℃；终，135.8 ℃；熔点，134.8～135.8 ℃。熔距为这两个温度的差值。熔点测定时至少要有两次重复测定的数据，每一次都必须使用新的熔点管另装样品，待温度冷却至预置温度时再进行另外一次熔点测定。

影响熔点测定的因素有很多，如试样的干燥程度、毛细管中样品的紧密均匀程度、毛细管是否干燥、升温速率的控制等，必须一一注意才能得到较为可靠和准确的熔点数据。

五、思考题

（1）有 2 瓶白色粉末状化合物，其中一瓶测得熔点为 130～131 ℃，另一瓶熔点为 130～130.5 ℃，用什么最简单的方法，可确定两化合物是否为同一物质？

（2）测熔点时，若有下列情况将产生什么结果？

1）熔点管壁太厚。

2）熔点管底部未完全封闭，尚有一针孔。

3）熔点管不洁净。

4）样品未完全干燥或含有杂质。

5）样品研得不细或装得不紧密。

6）加热太快。

Experiment 35　Determination of Melting Point

| 熔点 | melting point（m. p.） | 乙酰水杨酸 | acetylsalicylic acid |

实验 36　折光率的测定

一、实验目的

（1）了解测定折光率的原理及阿贝（Abbe）折光仪的基本构造，了解测定化合物折光率的意义。

（2）掌握阿贝折光仪的使用方法。

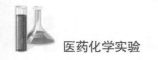

二、仪器与试剂

阿贝折光仪、乙酸乙酯（A.R.）、自制的乙酸乙酯。

三、实验原理

折光率是物质的特征物理常数，固体、液体和气体都有折光率。折光率和物质的沸点、熔点一样，不同的物质具有不同的折光率。通过测定物质的折光率，能了解物质的光学性能、纯度和浓度，也可作为确证未知物的一个依据。

在确定的外界条件（温度、压力）下，光线从一种透明介质进入另一种透明介质时，由于光在两种不同透明介质中的传播速度不同，光传播的方向就要改变，在分界面上发生折射现象。

根据折射定律，折光率是光线入射角与折射角的正弦之比，即

$$n = \frac{\sin\alpha}{\sin\beta}$$

当光由介质 A 进入介质 B 时，如果介质 A 对于介质 B 是光疏物质，则折射角 β 小于入射角 α，当入射角为 90°时，$\sin\alpha = 1$，这时折射角达到最大，称为临界角，用 β_0 表示。很明显，在一定条件下，β_0 也是一个常数，它与折射率的关系是：

$$n_D = \sin\beta$$

可见，测定临界角 β_0，就可以得到折光率，这就是阿贝折光仪的基本光学原理，如图 4-1 所示。

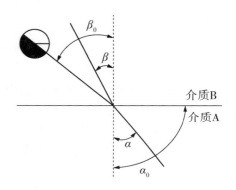

图 4-1　光的折射现象

为了测定 β_0 值，阿贝折光仪采用了"半暗半明"的方法，就是让单色光由 0～90°的所有角度从介质 A 射入介质 B，这时介质 B 中临界角以内的整个区域均有光线通过，因此是明亮的，而临界角以外的全部区域没有光线通过，因此是暗的，明暗两区界线十分清楚。如果在介质 B 的上方用一目镜观察，就可以看见一个界线十分清楚的半明半暗视场，如图 4-2 所示。

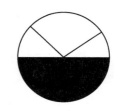

图 4-2　折光仪在临界角时的
目镜视野

因各种液体的折射率不同，要调节入射角始终为 90°，在操作时只需旋转棱镜转动手轮即可。从刻度盘上可直接读出折光率。

物质的折光率不但与其本身结构有关，而且也受光波、温度、压力等因素的影响。所以测定折光率时，必须标明所使用的光线波长和测定时的温度，常以 n_D^t 表示。D 表示钠灯的黄光（D 线 589.3 nm）作为标准光源，t 则表示测定时的温度。例如蒸馏水在 20 ℃时，用钠灯的黄光作光源，测得的折光率为 1.333 0，可用下式表示：

$$n_{\mathrm{D}}^{\mathrm{t}} = 1.333\,0$$

同一物质的折光率也随着测定温度的不同而改变,一般规律是温度升高,折光率减少。在同一波长下,大约温度每升高1 ℃,折光率就减少0.000 35 ~ 0.000 55(最高可达0.000 70),为了便于计算,通常采用0.000 4。

不同温度下所测得的折光率可用下列公式进行换算:

$$n_D^T = n_D^t + 0.000\,4(t - T)$$

式中,T 为规定温度(一般以20 ℃为准),t 为测定温度。

上述公式仅作为近似计算用,准确性虽不大,但有一定的参考价值。当测定温度与规定温度相差不大时,一般是准确的;当相差较大时,则误差较大。这时最好调整测定温度使之与规定温度相同或相近,以减少误差。

四、实验步骤

(1)阿贝折光仪的基本结构如图4 - 3所示。将折光仪置于光线充足的桌子上或普通照明灯前,但不能曝于直照的日光中,调好反光镜,使目镜清晰。

(2)用乳胶管把测量棱镜和辅助棱镜上保温套的进出水口与恒温槽串接起来,装上温度计,恒温温度以折光仪上温度计读数为准(此步骤可省略,直接用室温代替)。

(3)旋开棱镜锁紧扳手,开启辅助棱镜,用镜头纸蘸少量丙酮或无水乙醇轻轻擦洗上下镜面,待挥干后即可滴加试样进行测定。

(4)由于仪器在使用过程中可能会有微小偏差,所以测定前通常要对仪器进行校正,即用已知折光率的纯样品(如纯水)进行校正。在已擦拭洁净的下镜面中央处滴加1 ~ 2滴纯水,迅速闭合辅助棱镜,旋紧棱镜锁紧扳手。调节反射镜,使入射光进入棱镜组,调节测量目镜,从测量望远镜中观察,使视场最亮、最清晰。旋转棱镜转动手轮,使刻度盘标尺的示值最小。

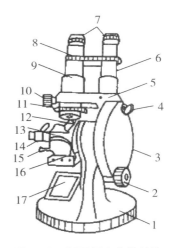

图4 - 3 阿贝折光仪的结构

1. 底座;2. 棱镜转动手轮;3. 圆盘组(内有刻度盘);4. 小反射镜;5. 支架;6. 读数筒;7. 目镜;8. 望远镜筒;9. 物象调整镜筒;10. 色散棱镜手轮;11. 色散值刻度圈;12. 折射棱镜锁紧扳手;13. 折射棱镜组;14. 温度计座;15. 恒温计接头;16. 主轴;17. 反射镜

(5)旋转棱镜转动手轮,使刻度盘标尺上的示值逐渐增大,直至观察到视场中出现彩色光带或黑白临界线为止。

(6)旋转色散棱镜手轮,使视场中呈现一条清晰的明暗临界线。若临界线不在十字交叉准线交点上,则同时旋转棱镜转动手轮,使临界线明暗清晰且位于十字交叉准线交点上,如图4 - 2所示。

(7)记下刻度盘数值即为待测物质折射率。转动手轮重复操作并读数2 ~ 3次,取其平均值作为实验时的校正值。

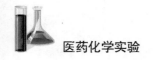

（8）分开棱镜，用擦镜纸吸干水分，待挥干后即可滴加待测样品进行测定。测定操作同上述（3）～（7），测得样品的平均折光率。将测得的平均折光率减去平均校正值，即为该试样实验温度下的实际折光率。

（9）测量完毕，分开棱镜，用擦镜纸擦洗上下镜面，晾干后关闭，妥善复原。

五、注意事项

（1）折光仪棱镜必须注意保护，不能在镜面上造成刻痕，不能测定强酸、强碱。

（2）每次使用前后，应仔细认真地擦洗镜面，待晾干后再关上棱镜。

（3）校正误差一般很小，误差过大时，整个仪器应重新校正。

六、思考题

（1）影响折光率测定的因素有哪些？

（2）测定液体有机化合物折光率的意义？

【附】纯水在不同温度下的折光率表

温度/℃	14	16	18	20	22	24
折光率（n_D）	1.333 5	1.333 3	1.333 2	1.333 0	1.332 8	1.332 6
温度/℃	26	28	30	32	34	
折光率（n_D）	1.332 4	1.332 2	1.331 9	1.331 6	1.331 4	

Experiment 36   Determination of Refractive Index

蒸馏水	distilled water	乙醇	alcohol
乙醚	ethyl ether	乙酸乙酯	ethyl acetate

实验 37　旋光度的测定

一、实验目的

（1）观察光的偏振现象和偏振光通过旋光物质后的旋光现象。

（2）了解旋光仪的结构原理，学习测定旋光性溶液的旋光率和浓度的方法。

二、仪器与试剂

旋光仪、测定管、蒸馏水、葡萄糖溶液。

三、实验原理

一束单一的平面偏振光通过手性物质时，其振动方向会发生改变，此时光的振动面旋转一定的角度，这种现象称为旋光现象。使偏振面向左（逆时针方向）旋转的称为左旋性物质（记作"－"）；使偏振面向右（顺时针方向）旋转的称为右旋性物质（记作"＋"）。

对映异构现象是由于化合物存在不对称因素（如含有手性碳原子）而产生的，空间排列不同，偏振光旋转方向和角度也不同。一个化合物的旋光性可以用它的比旋光度来表示。

旋光仪是一种观察偏振面的旋转和测定物质旋光度大小的光学仪器，普通旋光仪的主要构造如图 4 - 4 所示。

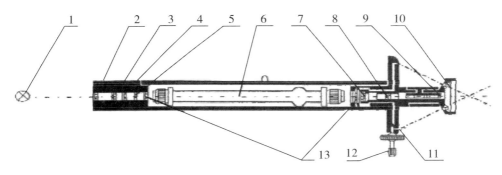

图 4 - 4　旋光仪构造

1. 光源；2. 聚光镜；3. 滤色镜；4. 起偏振镜；5. 半波片；6. 测定管；7. 检偏振镜；8. 物镜；
9. 目镜；10. 放大镜；11. 刻度盘；12. 刻度盘转动手轮；13. 保护片

从钠光源发出的光经过起偏镜，称为平面偏振光，经过盛有旋光物质的旋光管时，因物质的旋光性致使偏振面发生偏转而不能通过检偏镜，必须将检偏镜旋转一定角度才能使光线通过。因此，要调节检偏镜进行配光，由标尺盘上移动的角度，可以读出检偏镜的转动角度，即该物质在此浓度时的旋光度。

旋光度的大小与旋光性物质本身的性质、溶液的浓度及温度、测定管的长度（即溶液的厚度）和光波的波长等因素有关，必须加以规定，通常用比旋光度来表示，它们的相互关系如下：

$$[\alpha]_D^t = \frac{\alpha}{1 \times c}$$

式中，$[\alpha]_D^t$ 为比旋光度，t 为测定时的温度，D 为钠光源，波长 589 nm，α 为旋光度，c 为溶液浓度（$g \cdot mL^{-1}$），l 为测定管的长度（dm）。

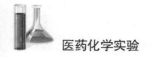

四、实验步骤

（1）打开旋光仪电源开关，预热 5 min 后打开光源开关，使钠灯发光稳定后即可开始测量。

（2）测定样品的旋光度。选取长度适宜的测定管，注入待测溶液，当液面刚凸出管口时将玻璃盖沿管口边缘轻轻平推盖好，不能带入气泡，然后旋上螺丝帽盖，使之不漏水，不可过紧，以免玻璃器产生扭力，使管内有空隙，影响测定。然后将测定管两端用布擦干，待测。

（3）按"测量"键，这时液晶屏应有数字显示（图 4-5）。数字显示为"0.000"时可进行下面 4 操作；若显示不为零，则需按"清零"键显示为零。注意：开机后"测量"键只需按一次，如果误按该健，则仪器停止测量，液晶屏无显示。用户可再次按"测量"键，液晶重新显示，此时需要重新校零。若液晶已有数字显示，则不需按"测量"键。

（4）将待测试样的测定管放入仪器的试样槽中，盖上盖子后读测定值，按"复测"键一次，指示灯"2"点亮，表示仪器显示第二次测量结果，再次按"复测"键，指示灯"3"点亮，表示仪器显示第三次测量结果。按"shift/123"键，可切换显示各次测量的旋光度值。按"平均"键，显示平均值。

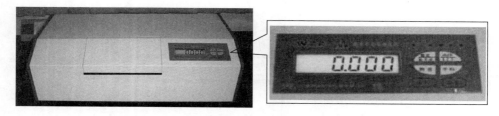

图 4-5　WZZ-2S 型数字式自动旋光仪外观及操作面板

五、思考题

（1）对于某旋光性物质，旋光度的大小与哪些因素有关？

（2）测定管的被测溶液中有气泡，对旋光度测定是否有影响？若有，则须如何处理？

Experiment 37　Determination of Optical Rotation

旋光仪	polarimeter	蔗糖	sucrose
葡萄糖	glucose	蒸馏水	distilled water

实验 38　乙酸乙酯的制备

一、实验目的

（1）了解酯化反应原理及酯的制备方法。
（2）掌握回流、蒸馏、洗涤和过滤等有机合成基本操作。
（3）掌握微型仪器的使用方法

二、仪器与试剂

圆底烧瓶（10 mL、5 mL 各一个）、直型冷凝管、微型蒸馏头、蒸馏头、温度计、温度计套管、分液漏斗、酒精灯、接引管、锥形瓶、10 mL 锥形瓶、玻璃漏斗及玻璃钉、离心管、量筒、沸石、冰醋酸、无水乙醇、浓硫酸、饱和碳酸钠溶液、饱和氯化钙溶液、饱和氯化钠溶液、无水硫酸钠。

三、实验原理

有机酸酯可用醇和羧酸在少量无机酸（如浓 H_2SO_4）催化下直接酯化制得。当没有催化剂存在时，酯化反应很慢；当采用酸作催化剂时，就可以大大地加快酯化反应的速度。酯化反应是一个可逆反应。为使平衡向生成酯的方向移动，常常使反应物之一过量，或将生成物从反应体系中及时除去，或者两者兼用。

本实验利用乙酸和乙醇反应，反应物之一过量的方法制备乙酸乙酯：

$$CH_3COOH + CH_3CH_2OH \underset{\triangle}{\overset{\text{浓 } H_2SO_4}{\rightleftharpoons}} CH_3COOCH_2CH_3 + H_2O$$

增加酸或醇的浓度，或除去反应生成的水，都可以增加酯的产量。

四、实验装置图

制备乙酸乙酯采用的微型回流反应装置如图 4 – 6 所示。蒸馏乙酸乙酯采用的微型蒸馏装置如图 4 – 7 所示。

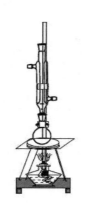

图 4-6 微型回流装置

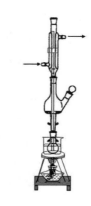

图 4-7 微型蒸馏装置

五、实验步骤

1. 合成

将 4.0 mL 无水乙醇（68.6 mmol）和 3.0 mL 冰醋酸（51.4 mmol）加入到 10 mL 圆底烧瓶中，混匀，小心加入 3 滴浓硫酸（每加完一种试剂最好用玻璃塞塞住烧瓶口，以免挥发）。混合均匀后再加入 1 粒沸石，装上直型冷凝管，安装微型回流装置如图 4-6 所示。在石棉网上小火加热，回流 20 min 左右。

稍冷却后，补加 1 粒沸石，按图 4-7 搭建微型蒸馏装置，水浴蒸馏。蒸馏过程中，用长滴管将微型蒸馏头承接阱内的馏液吸至分液漏斗内。蒸馏至承接阱内无馏出液。

2. 精制

所蒸馏出来的液体除了乙酸乙酯外，还含有水和少量未反应的乙酸、乙醇以及其他副产物（如乙醚等），必须通过精制加以除去。

将 2 mL 饱和 Na_2CO_3 溶液慢慢加入分液漏斗内，塞上玻璃塞，轻轻振摇数次，放气，静置，分层后弃去下层液体。继续向分液漏斗内加入 2 mL 饱和 NaCl 溶液，振摇，静置分层后弃去下层液体。再将 2 mL 饱和 $CaCl_2$ 溶液加入分液漏斗中，振摇，静置分层后弃去下层液体。

将小半药匙无水 Na_2SO_4 固体加入 10 mL 锥形瓶内，将分液漏斗内的液体净分液漏斗上口倒入锥形瓶中，塞上玻塞轻摇 5 min。

取玻璃漏斗，放入玻璃钉，漏斗下面用一个干燥的 5 mL 圆底烧瓶作接液瓶。将锥形瓶内的溶液倒入漏斗，过滤。圆底烧瓶内加入 1 粒沸石，搭建蒸馏装置（用已称重的离心管做接收器），水浴上加热蒸馏，收集 73～78 ℃馏分。称重，计算产率。

用折光计测定产品的折光率，具体内容见实验 36。

六、思考题

（1）酯化反应有什么特点？本实验如何创造条件促使酯化反应尽量向生成物方向进行？

（2）蒸馏出的粗乙酸乙酯中有哪些主要的杂质？用什么方法除去？

（3）自制产品与纯乙酸乙酯的折光率是否一样？如差异较大说明什么问题？如何将测得的折光率换算成 20 ℃的折光率？

Experiment 38　Preparation of Ethyl Acetate

冰醋酸	glacial acetic acid	饱和氯化钠	saturated sodium chloride
乙醇	alcohol	饱和氯化钙	saturated calcium chloride
浓硫酸	concentrated sulfuric acid	硫酸钠	sodium sulfate
饱和碳酸钠	saturated sodium carbonate		

实验 39　乙酰水杨酸的制备

一、实验目的

（1）了解乙酰化反应原理和实验方法。

（2）掌握有机化合物的分离、提纯等方法。

（3）掌握称量、溶解、加热、回流、结晶、洗涤、抽滤、重结晶等基本操作。

二、仪器与试剂

干燥大试管、玻璃漏斗及玻璃钉、10 mL 吸滤瓶、温度计、2 mL 吸量管、水杨酸、乙酸酐、浓 H_2SO_4、95 % 乙醇、1 % $FeCl_3$ 溶液。

三、实验原理

乙酰水杨酸也称为阿司匹林（aspirin），是一种常用的解热镇痛药，问世于 1899 年，迄今为止，阿司匹林已应用百余年，成为医药史上三大经典药物之一，至今仍是临床上应用最广泛的解热、镇痛和抗炎药，也是作为比较和评价其他药物的标准制剂。

乙酰水杨酸可由水杨酸与乙酰化试剂（乙酸酐或乙酰氯）发生酰化反应而得。为加快反应，常用浓 H_2SO_4 或 H_3PO_4 做催化剂，反应式如下：

$$
\text{水杨酸} \quad + \quad (CH_3CO)_2O \quad \xrightarrow[\triangle]{H^+} \quad \text{乙酰水杨酸} \quad + \quad CH_3COOH
$$

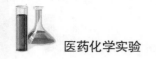

反应温度控制在 85～90 ℃，温度不宜过高，否则有副反应发生：

$$\text{（反应式）}$$

粗产物中由于残留少量的副产物和未反应的原料，需要用乙醇–水混合溶剂进行重结晶，使之纯化。乙酰水杨酸的纯品为白色结晶，熔点为 136～138 ℃，无臭，略带酸味，难溶于水，易溶于乙醇、醚和氯仿。

四、实验步骤

1. 合成

在干燥的大试管中，加入 0.7 g 水杨酸（5.07 mmol）和 1.5 mL 乙酸酐(15.9 mmol)，再滴加 2 滴浓 H_2SO_4，摇匀，置于 85～90 ℃ 水浴上加热，边加热边振摇，20 分钟后停止加热，将反应物趁热倒入装有 5 mL 冷却离子水的小烧杯中，并另取 3 mL 冷却离子水洗涤大试管，将洗涤液倒入小烧杯中，剧烈搅拌。将小烧杯放入冰水浴中冷却，加速结晶的析出。若不出现结晶，可用玻璃棒摩擦烧杯内壁，促使结晶形成。待结晶完全析出后，采用微型抽滤装置，抽滤得乙酰水杨酸粗品。

2. 精制

将乙酰水杨酸粗品放入一干净的小烧杯中，加入 2 mL 95% 乙醇及 5 mL 水。若此时溶液浑浊，则加热使其溶解，必要时过滤。于冰水浴中静置冷却。待结晶完全析出后，进行减压抽滤，用少量冰的蒸馏水洗涤结晶 1～2 次，抽干，将结晶全部转移至表面皿上，沸水浴上干燥，称重，计算产率。产品用称量纸包好，写上名字，供测定熔点和薄层色谱用。

3. 检验

（1）取两支小试管，分别加入少量的水杨酸和合成的乙酰水杨酸，各滴加 10 滴 95% 乙醇，再加入 1% $FeCl_3$ 溶液 1～2 滴，观察颜色变化。

（2）取少量乙酰水杨酸，置于烘箱干燥，测定熔点。

五、思考题

（1）用 $FeCl_3$ 溶液检验结果如何？说明什么问题？

（2）反应中何物过量？如何计算产率（乙酰水杨酸的相对分子质量为 180.16）？

（3）加入浓 H_2SO_4 的目的是什么？

（4）为什么用乙酸酐而不用乙酸？

Experiment 39 Preparation of Acetylsalicylic Acid（Aspirin）

水杨酸	salicylic acid	醋酸酐（乙酸酐）	acetic anhydride
阿司匹林	aspirin	三氯化铁	ferric chloride
硫酸	sulfuric acid	乙醇	alcohol

实验 40 从茶叶中提取咖啡因

一、实验目的

（1）了解天然药物中有机物质的提取分离方法。

（2）掌握有机化合物升华的基本原理和操作方法，熟练掌握蒸馏的操作技术。

二、仪器与试剂

圆底烧瓶（100 mL、50 mL 各一个）、球形冷凝管、直型冷凝管、锥形瓶、蒸馏头、接引管、空心玻塞、滤纸、棉花、蒸发皿、量筒、漏斗、大头针、茶叶、95％乙醇、生石灰、$KClO_3$、浓 HCl、浓氨水。

三、实验原理

咖啡因又叫咖啡碱，是一种生物碱，存在于茶叶、咖啡、可可等植物中，茶叶中含有1％～5％的咖啡因。咖啡因是嘌呤的衍生物，化学名称为 1，3，7 - 三甲基 - 2，6 - 二氧嘌呤，其结构式如下：

含结晶水的咖啡因为无色针状晶体，可溶于氯仿、丙醇、乙醇和热水中，难溶于乙醚和苯（冷）。在空气中放置会失去部分结晶水，在 100 ℃ 时失去全部结晶水，并开始升华，

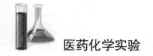

120 ℃时显著升华，178 ℃时迅速升华。利用这一性质可纯化咖啡因。无水咖啡因的熔点为235～236 ℃。咖啡因是一种温和的兴奋剂，具有刺激心脏、兴奋中枢神经和利尿等作用，故可以作为中枢神经兴奋药，它也是复方阿司匹林（A.P.C.）等药物的组分之一。

实验室里提取咖啡因的方法有回流提取法和索氏提取器提取法。本实验以乙醇为溶剂，回流提取，再经浓缩得到粗咖啡因。粗咖啡因可利用升华进一步提纯。咖啡因可通过测定熔点、光谱等方法鉴定，还可通过紫脲酸铵反应和薄层色谱来确认分离提纯的咖啡因。利用紫脲酸铵反应生成的产物呈紫红色，反应如下：

$$ \xrightarrow{\text{[O], ammonia water}} $$

四、实验步骤

1. 回流提取

在100 mL圆底烧瓶中加入茶叶8 g及95%乙醇40 mL，浸没茶叶，水浴加热回流，装置如图1-17所示。30 min后稍冷，倾出提取液至50 mL圆底烧瓶。

2. 蒸馏浓缩

将50 mL圆底烧瓶内的提取液进行蒸馏浓缩。将仪器改装成蒸馏装置，加入2粒沸石，水浴加热回收大部分乙醇。当馏出液有20 mL时停止加热，圆底烧瓶内残留液（约10 mL）为深褐色溶液。

3. 升华

将浓缩液倾入蒸发皿中，烧瓶用少量乙醇洗涤，洗涤液也倒入蒸发皿中，加入约8g生石灰，搅拌均匀成糊状。将蒸发皿在石棉网上用小火加热，边加热边搅拌，尽量将水分蒸发至干（此时搅拌棒上不沾石灰）。停止加热，冷却后，擦去蒸发皿边缘上的粉末，以免升华时污染产物。

在蒸发皿上盖一张刺有很多小孔的滤纸（注意孔刺向上），取一只大小合适的玻璃漏斗罩于其上，漏斗颈部疏松地塞一小团棉花，以减少蒸气的逃逸，如图1-26所示。继续小火加热，使其慢慢升华。咖啡因通过滤纸孔遇到漏斗内壁凝为固体，附着于漏斗内壁和滤纸上。当纸上出现白色针状晶体时，停止加热，冷却至100 ℃以下，小心揭开漏斗和滤纸，仔细把附着于滤纸及漏斗壁上的咖啡因用干净的角匙或刮铲刮入表面皿中。收集产品，做性质实验及薄层色谱分析用。

4. 性质实验

紫脲酸铵反应：在蒸发皿内加入少许咖啡因晶体，再加入氯酸钾结晶（绿豆大小）

及浓盐酸2～3滴，在酒精灯上加热至液体完全蒸干，放冷，加入浓氨水1滴，溶液呈紫色，表明含有嘌呤环的生物碱存在。

五、思考题

（1）哪些物质可以用升华法来进行提纯？

（2）本实验进行升华操作时，应注意什么？为什么升华完毕要冷却至100 ℃以下才能揭开漏斗和滤纸。

Experiment 40 Extraction of Caffeine in Tea

乙醇	alcohol	氯酸钾	potassium chlorate
咖啡因	caffeine	盐酸	hydrochloric acid
石灰粉	lime powder	氨水	ammonia liquor，$NH_3 \cdot H_2O$

实验41　丁香酚的提取和分离

一、实验目的

（1）了解丁香酚的提取、分离方法。

（2）掌握水蒸气蒸馏、萃取等基本操作技术。

二、仪器与试剂

10 mL 圆底烧瓶、微型蒸馏头、直型冷凝管、分液漏斗、长滴管、3 mL 离心管、10 mL锥形瓶、5 mL 量筒、天平、丁香花蕾、乙酸乙酯、5% 氢氧化钠溶液、1:1 盐酸溶液、pH 试纸。

三、实验原理

丁香为桃金娘科植物丁香 *Eugenia caryophyllata Thunb* 的干燥花蕾及果实。原产于非洲摩洛哥，现我国广东亦有种植，是一种常用的中药。丁香花蕾含挥发油（即丁香油）14%～20%，丁香油中主要成分有丁香酚（eugenol）78%～95%，乙酰丁香酚约3%及少量的丁香烯、甲基正戊酮、甲基正庚酮、香荚兰醛等。

丁香油是一种局部麻醉镇痛药，药典规定丁香油中含丁香酚不少于85%。丁香油主要用于治疗龋齿，兼有杀菌作用，并用作芳香剂及香料，也可用于配制风油精等外用药。

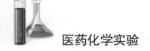

丁香油为无色或淡黄色液体，具有香味和挥发性，可随水蒸气蒸馏而不被破坏，因此，常用水蒸气蒸馏分离丁香中的挥发性和非挥发性成分，然后用乙酸乙酯萃取即得丁香油。

几乎不溶于水，与乙醇、乙醚、氯仿可混溶。丁香酚为苯丙素类衍生物，具有酚羟基，遇到氢氧化钠水溶液即转为钠盐而溶解，酸化时又可游离出来（如下式所示）。因此，可采用水蒸气蒸馏的方法提取其挥发油，然后根据酚羟基的性质，用氢氧化钠溶液萃取分离丁香酚，酸化后再用乙酸乙酯提取，最后蒸馏回收乙酸乙酯，即可得到丁香酚。

丁香酚为黄色油状物，沸点 b. p. = 225 ℃，相对密度 d = 1.066 4，折光率 n_D^{20} = 1.541 0。

$$\underset{\text{NaOH}}{\overset{\text{H}^+}{\rightleftharpoons}}$$

四、实验步骤

1. 提取丁香油

称取丁香花蕾 3 g，装入 10 mL 圆底烧瓶，加水 9 mL 浸泡后，搭建微型蒸馏装置图，直接加热进行水蒸气蒸馏，用收集馏液约 3 mL 至分液漏斗中。

2. 分离丁香酚

（1）向上述分液漏斗中加入乙酸乙酯 2 mL，萃取，静置分层，分出的下层液体再用 2 mL乙酸乙酯萃取 1 次，合并 2 次乙酸乙酯萃取液。

（2）将上述的乙酸乙酯萃取液置于分液漏斗中，用5%氢氧化钠溶液萃取 2 次（每次 2 mL），合并下层碱液，用 1:1 盐酸溶液中和至 pH = 3～5。

（3）上述所得的酸性乳浊液再用乙酸乙酯 2 mL 萃取 1 次，丁香酚的乙酸乙酯萃取液留做薄层色谱用。

3. 鉴定丁香酚

薄层色谱法鉴定见实验 42。

五、思考题

（1）从丁香中提取分离丁香酚的原理是什么？
（2）除可利用水蒸气蒸馏法提取挥发油外，还可采用什么方法提取挥发油？

Experiment 41   Extraction and Separation of Eugenol from
Eugenia caryophyllata Thunb

| 挥发油 | volatile oils | 氢氧化钠 | sodium hydroxide |

丁香酚	eugenol	盐酸	hydrochloric acid
乙酸乙酯	ethyl acetate		

实验42　薄　层　色　谱

一、实验目的

（1）熟悉薄层色谱的基本原理和术语。
（2）掌握薄层色谱的基本操作。

二、仪器与试剂

紫外荧光灯、荧光薄层板、点样毛细管、层析缸、显色缸、A. P. C. 药片、乙醇、乙酸乙酯、甲醇、浓氨水、氯仿、碘、丁香酚标准溶液、丁香油、环己烷、丙酮。

三、实验原理

薄层色谱（thin layer chromatography，TLC）又称薄层层析，是将固定相材料均匀铺在载板（通常是玻璃或铝箔）上形成薄层，将被分离的样品溶液点加在薄层板的一端，然后在密闭容器中使薄层板点有样品的一端与适当的流动相（也称展开剂）接触，借助毛细现象使得流动相在层板上前移并带动原点中样品组分迁移，样品在薄层板上的吸附剂（固定相）和溶剂（移动相）之间进行分离，由于试样中各组分的迁移速度不同，净展开一定时间后，样品中的各组分彼此分开形成各自的斑点。各组分在薄层板中的位置用比移值 R_f 来表示。在同一色谱条件下，同一物质具有一定的比移值，根据比移值可以进行定性鉴别，分离良好的斑点应只含有单一的物质，根据斑点的面积、色泽浓淡可测定物质的量。

四、实验步骤

（一）A. P. C. 药片的薄层色谱

1. 样品制备

（1）取 A. P. C. 药片的1/4片用干净的玻塞研碎，放入小试管，加入2 mL乙醇，搅拌振摇溶解。沉淀于试管底部的不溶物为药片中所含有的淀粉等添加剂。

（2）另取一小试管加入少许自制的乙酰水杨酸和0.5 mL（约10滴）乙醇，溶解。

（3）另取一小试管，加入自制的咖啡因少许和0.5 mL（约10滴）乙醇，溶解。

2. 点样

先用铅笔在距薄层板一端1 cm处轻轻画一横线作为起始线，四等分该横线并做好标

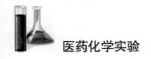

记（图4－8），然后用3支管口平整的毛细管各吸取少量的上述样品溶液，在起始线上等分点标记处小心点样，样品点样的顺序从左到右为：乙酰水杨酸、A. P. C. 药片、咖啡因。点样时应注意使毛细管垂直与薄层板轻轻接触，斑点直径一般不超过2 mm。若因样品溶液太稀，可重复点样，但应待前次点样的溶剂挥发后方可重新点样，以防样点过大，造成拖尾、扩散等现象，而影响分离效果。点样要轻，不可刺破薄层。

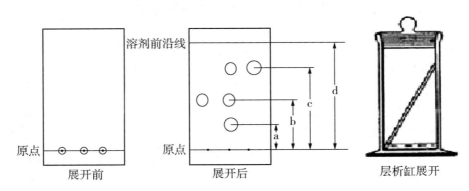

图4－8　薄层色谱示意

3. 展开

薄层色谱的展开需要在密闭容器中进行。在层析缸中加入配好的展开溶剂（乙酸乙酯：甲醇：氨水 ＝85∶10∶5），使其高度不超过1 cm。将点好的薄层板小心放入层析缸中，点样一端朝下，浸入展开剂中，应注意使薄层板的样品斑点处于展开剂液面之上。盖好缸盖，观察展开剂前沿上升到距离薄层板顶端1 cm左右时取出，尽快在板上标上展开剂前沿位置。晾干。

4. 显谱

将薄层板放在紫外灯254 nm下，可见在黄绿色的背景下呈暗紫色的色谱斑点。用铅笔画出各斑点。记下各斑点的颜色。

5. 计算 R_f 值

以各斑点中心到原点的距离除以溶剂前沿到原点的距离，计算各斑点的比移值 R_f，根据 R_f 值判断 A. P. C. 药片中含有哪些成分。

（二）丁香水蒸气蒸馏物的识别

1. 样品制备

（1）纯丁香酚的乙酸乙酯溶液（实验室提供）。

（2）水蒸气蒸馏提取的丁香油（实验室提供）。

（3）自己提取的丁香酚乙酸乙酯溶液。

2. 点样

取3支管口平整的毛细管各吸取少量的上述样品溶液，分别点样在薄层板一端约1 cm处，点样顺序从左到右为丁香酚提取液、丁香酚标准液、丁香油。

3. 展开

薄层色谱的展开，需要在密闭容器中进行。以环己烷：丙酮（85∶15）的混合溶剂为展开剂加入到层析缸中，使其高度不超过1 cm。将点好样品的薄层板小心放入层析缸中，点样一端朝下，浸入展开剂中，应注意使薄层板的样品斑点处于展开剂液面之上。盖好缸盖，观察展开剂前沿上升到距离薄层板顶端 1 cm 左右时取出，尽快在板上标上展开剂前沿位置。晾干。

4. 显谱

将薄层板放在碘缸中，密闭，放置 10 ~ 15 min。分离后各物质呈现深浅不等的棕黄色斑点。取出后立刻用铅笔画出各斑点。

5. 计算 R_f 值

计算各斑点的比移值。根据标准丁香酚的比移值判断自制的丁香酚乙酸乙酯溶液中是否含有丁香酚，纯度如何？

五、思考题

（1）薄层色谱的优点有哪些？如何利用 R_f 值来鉴定化合物？

（2）薄层色谱法点样应注意些什么？为何要在密闭的展开缸中展开？

（3）如果样品点浸在展开剂液面以下，对色谱结果有何影响？

Experiment 42 Thin Layer Chromatography（TLC）

乙酸乙酯	ethyl acetate	环己烷	cyclohexane
甲醇	methanol	丙酮	acetone
乙醇	alcohol	碘	iodine
氨水	ammonia water	丁香酚	eugenol
氯仿	chloroform		

实验 43 官能团的性质实验

一、实验目的

（1）掌握各类有机物官能团特征反应的条件、现象。

（2）熟悉试管反应的操作。

二、仪器与试剂

仪器：试管、试管架、夹子、烧杯。

样品：叔丁醇、仲丁醇、正丁醇、丙三醇、乙醇、1% 苯酚水溶液、饱和 β - 萘酚水溶液、1% 水杨酸溶液、乙醛、丙酮、苯甲醛、醋酸可的松药片、异丙醇病人尿液、苯胺、

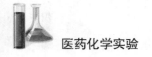

盐酸溴己新药片、尿素、乙酰乙酸乙酯、0.20%亮氨酸溶液、胆固醇。

试剂：3%溴的四氯化碳溶液、0.05% KMnO$_4$溶液、卢卡氏（Lucas）试剂、2% CuSO$_4$溶液、5% NaOH溶液、饱和溴水、5% FeCl$_3$溶液、2，4-二硝基苯肼溶液、斐林（Fehling）试剂混合液、5% AgNO$_3$溶液、10%氨水、碘试液、冰醋酸、1%亚硝酰铁氰化钠溶液、27%氨水、95%乙醇、1:1盐酸溶液、β-萘酚溶液、0.1 mol·L^{-1}亚硝酸钠溶液、0.2%水合茚三酮溶液、氯仿、乙酸酐、浓H$_2$SO$_4$、6% NaOH溶液、红色石蕊试纸。

三、实验步骤

1. 烃的性质

（1）溴的四氯化碳溶液的试验。取 2 支干燥小试管，分别加入液体石蜡、松节油各 10 滴，然后分别加入 3% 溴的四氯化碳溶液 2 滴，摇匀，观察试管中的溴的颜色是否褪去。如溴的颜色不迅速褪去，可将试管置于窗口阳光下，20～30 min 后再行观察。

液体石蜡的主要成分是 18～24 个碳原子的液体烷烃的混合物。松节油的主要成分是 α-蒎烯和 β-蒎烯，其中以 α-蒎烯为主，结构式如下：

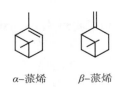

α–蒎烯   β–蒎烯

（2）KMnO$_4$溶液的试验。取 2 支小试管，分别加入液体石蜡、松节油各 10 滴，然后各加入 0.05% KMnO$_4$溶液 5 滴，摇匀后观察 KMnO$_4$的紫红色是否褪去。

（3）药品分析实例。取桂利嗪药片 1 片用干净的玻塞研碎至粉末，放入试管中，加入 95%乙醇 10 mL，用玻棒搅拌、溶解，静置。取 2 mL 上清液至一小试管，加 6% KOH 溶液 2 滴，摇匀，加 0.05% KMnO$_4$溶液 2～3 滴，观察颜色变化。

桂利嗪是血管扩张药，其结构式是：

2. 醇的性质

（1）Lucas 试验。在 3 支干燥的小试管中，分别加入 5 滴叔丁醇、仲丁醇、正丁醇，再加入卢卡氏试剂 10 滴，用小木塞塞好管口，振摇后静置，观察出现浑浊的时间，或在热水浴中加热，进行观察。

此法只适用于鉴别低级的（含 C$_{3-6}$）伯、仲、叔醇，不适于鉴别 C$_6$ 以上的醇、因含

C_{3-6}的各种醇类均溶于卢卡氏试剂，反应后能生成不溶于试剂的氯代烷，使反应呈混浊状，放置后并有分层现象，反应前后有显著变化，便于观察。

卢卡氏试剂的配制方法：把 34 g 熔化过的无水 $ZnCl_2$ 溶解在 23 mL 浓 HCl 中，配制时，需边加边搅拌，同时用冷水或冰水冷却，以防氯化氢逸出，最后得卢卡氏试剂约 35 mL。

（2）邻位羟基多元醇的反应。取 2 支小试管，各加入 2% $CuSO_4$ 溶液 3 滴，5% NaOH 溶液 4 滴，使之生成 Cu（OH）$_2$ 沉淀，然后在振摇下各加入 2 滴丙三醇（甘油）、乙醇，观察现象并加以比较。

3. 酚的性质

（1）溴代反应。在小试管中加入 1% 苯酚水溶液各 10 滴，逐滴加入饱和溴水，观察有无特殊的白色沉淀生成。

（2）与 $FeCl_3$ 的溴代反应。取 3 支小试管，分别加入 8 滴 1% 苯酚水溶液、饱和 β-萘酚水溶液、1% 水杨酸水溶液，再各加入 5% $FeCl_3$ 溶液 1 滴，摇匀后观察颜色的变化。

（3）药品分析实例。将盐酸肾上腺素注射液（1 mL：1 mg）1 支加入试管，加水 4 mL，取其中 1 mL 置于小试管，加入 $FeCl_3$ 溶液 1 滴，观察颜色变化。

盐酸肾上腺素注射液为肾上腺素受体激动药，其结构是：

4. 醛和酮的性质

（1）与 2，4-二硝基苯肼的反应。取 3 支小试管，各加入 2，4-二硝基苯肼试液 5 滴，分别加入 1 滴乙醛、丙酮、苯甲醛，充分振摇后，观察有无沉淀产生。如无沉淀生成，可用玻璃棒摩擦试管内壁。

（2）药品分析实例。取醋酸可的松片 1 片，干净玻塞研碎，放入试管中，加入 95% 乙醇 5 mL，用玻棒搅拌，溶解，静置。取 1 mL 上清液至一小试管，加入 2，4-二硝基苯肼试液 1 mL，水浴加热，观察有无沉淀产生。

醋酸可的松片为肾上腺皮质激素类药，其结构式是：

（3）与斐林试剂的反应。取 3 支试管，分别加入斐林试剂混合液 20 滴，再各加入乙醛、苯甲醛、丙酮 3～4 滴，摇匀后置热水浴中加热，比较是否有砖红色氧化亚铜沉淀生成（颜色变化过程：蓝色→绿色→黄色→砖红色）。只有脂肪醛才能发生此反应。

（4）与托伦（Tollens）试剂的反应（银镜反应）。取 3 支试管，分别加入 5% $AgNO_3$ 溶液 1 mL，5% NaOH 溶液 1 滴，立即有棕色 AgOH 沉淀生成，然后在振摇下逐滴加入 10% 氨水，直至生成的沉淀恰好溶解为止（注意：氨水不能多加，否则影响试验的灵敏度）。各加入乙醛、苯甲醛、丙酮 3～4 滴，摇匀，放在水浴中加热，观察有无银镜生成，并解释之。

用苯甲醛做此实验时，若多加 1 滴 NaOH 溶液，会有利于银镜的生成。

要得到漂亮的银镜，试管一定要很干净，最好用洗衣粉洗刷，再用自来水、蒸馏水依次冲洗干净。

托伦试剂久置后，会形成氮化银（Ag_3N）沉淀，容易产生爆炸，故必须临时配制。进行实验时，切忌用灯焰直接加热，以免发生危险。实验完毕，应加入少许稀硝酸，使银镜溶解并洗去，不要久置，以免产生具有爆炸性的雷酸银（AgCNO）。

（5）碘仿反应。取 4 支试管，分别加入 5 滴乙醛、苯甲醛、丙酮、异丙醇，再各加入碘试液 5 滴，然后滴加 5% NaOH 溶液至碘的棕色消失为止，注意试管中有无沉淀析出。

碘试液的配制：将 25 g KI 溶于 100 mL 蒸馏水中，再加入 25 g I_2，搅拌使其溶解。

（6）临床检验实例。取大试管，加入病人尿液 5 mL，加入冰醋酸 8 滴，新配制的 1% 亚硝酰铁氰化钠水溶液 6 滴，摇匀后沿试管壁慢慢加入 27% 浓氨水 1～2 mL，不要摇动，并放置片刻，如尿液中含有丙酮或 β－丁酮酸等物质时，则会在两液层交界处出现紫红色环。

当人处于病理状态时（常见于糖尿病），尿中常含有较多量的酮体物质，可用此法作检验，配合疾病的诊断，在冰醋酸存在下，可排除肌酐等物质的干扰。

5. 含氮化合物的性质

（1）苯胺的溴化反应。于小试管中加入苯胺水溶液 10 滴，逐滴加入 5 滴饱和溴水，观察现象。

（2）重氮盐的生成、偶联反应及药物分析实例。取 1 片盐酸溴己新药片（必嗽平）用干净的玻塞研碎，加入试管中，加入 95% 乙醇 10 mL，用玻璃棒搅拌，溶解，静置。

在一支试管中加入上述盐酸溴己新溶液的上清液，接着加入 1:1 盐酸 15 滴、0.1 mol·L^{-1} 亚硝酸钠溶液 5 滴、β－萘酚试液 5 滴，观察现象。（可用另一试管加 2 mL 苯胺，按上述步骤加试剂作对照）。

盐酸溴己新为祛痰药，结构式是：

（3）缩二脲反应。取干燥大试管，加入尿素 0.3 g（半角匙），小心加热试管内的固体，观察现象，并嗅其气味，用湿润的红色石蕊试纸放于管口，观察试纸颜色的改变。继续加热，此时又有什么现象？让试管自然冷却，加入 5% NaOH 溶液 3 滴，水 2 mL，用玻璃棒小心搅拌，尽量使其溶解，然后用滴管吸取上层澄清溶液于另一干净的试管，加入 2% CuSO₄ 溶液 2～3 滴，有什么现象？

6. 取代羧酸的性质

（1）酮式和烯醇式的互变异构现象。取试管，加入乙酰乙酸乙酯 2 滴，水 2 mL，混合后加入 5% FeCl₃ 溶液 1～2 滴，观察所显示的颜色，然后加入饱和溴水数滴，出现什么现象？放置后又有什么现象？说明什么问题？

（2）氨基酸与茚三酮的显色反应。在试管中加入 0.2% 的亮氨酸溶液 5 滴，0.2% 水合茚三酮溶液 2 滴，摇匀后在沸水浴中加热，观察颜色变化。

（3）胆固醇的显色反应——Lieberman-Burchard 反应。在点滴板上，加入胆固醇少许（约绿豆大小），加氯仿 2 滴使其溶解，然后加入乙酸酐 1 滴，浓 H₂SO₄ 学 1 滴，观察液体颜色的变化过程。

该反应是甾族化合物基本骨架的明显反应，可用作甾族化合物的定性检验。

Experiment 43   Properties of Functional Groups

液状石蜡	liquid paraffin
松节油	turpentine
乙醇	echanol；ethyl alcohol；alcohol
异丙醇	iso-propanol
甘油	glycerol；glycerin；propantriol
正丁醇	n-butanol；primary butanol
仲丁醇	secondary butanol
叔丁醇	tertiary butanol
苯酚	phenol
水杨酸	salicylic acid
萘酚	naphthol
溴	bromine
四氯化碳	carbon tetrachloride
高锰酸钾	potassium permanganate
硫酸	sulfuric acid
硝酸银	silver nitrate
氢氧化钠	sodium hydroxide
硫酸铜	copper sulfate
三氯化铁	ferric chloride
卢卡氏试剂	Lucas' reagent
石蕊试纸	litmus paper
饱和溴水	saturated sol. of bromine
乙醛	acetaldehyde

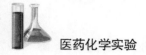

丙酮	acetone
异丙醇	isopropanol
苯甲醛	benzaldehyde
尿素	urea
二硝基苯肼	dinitro phenyl hydrazine
斐林试剂	Fehling reagent
尿液	urine
氨水	ammonia water
碘液	iodine solution
冰醋酸	glacial acetic acid
亚硝酰铁氰化钠	sodium nitroprusside
亚硝酸钠	sodium nitrite
乙酸酐	acetic anhydride
乙酰乙酸乙酯	ethyl acetoacetate
亮氨酸	leucine
胆固醇	cholesterol
茚三酮（水合）	hydrated ninhydrin
氯仿	chloroform
苯胺	aniline
盐酸	hydrochloric acid
氢氧化钾	potassium hydroxide
桂利嗪片	tabellae cinnarizini
盐酸肾上腺素注射液	injectio adrenalini hydrochloridi
醋酸可的松片	tabellae cortisoni acetatis
盐酸溴己新片	tabellae bromhexini hydrochloridi

第五部分 综合实验

实验44 果汁饮料中维生素C含量的测定

维生素 C 又名抗坏血酸，化学名称为 L－（＋）－苏糖型－2，3，4，5，6－五羟基－2－己烯酸－4－内酯，是人体必需的重要维生素之一，纯净的维生素 C 为白色或结晶性粉末，无臭、味酸、还原性强，在空气中极易被氧化，久置色渐变微黄。维生素 C 在水中易溶，在乙醇中略溶，在氯仿或乙醚中不溶。大多数动物的体内能够合成维生素 C，但人、灵长类及豚鼠体内不能自身合成，而必须依赖外源性的维生素 C。维生素 C 具有十分重要的生理功能，如维生素 C 缺乏将导致毛细血管破裂、牙齿松动、骨骼脆弱易折等病变。此外，维生素 C 还具有抗癌、参与神经介质及激素的合成、参与体内氧化还原反应、促进铁的吸收等生理功能。天然存在的维生素 C 存在还原型与氧化型两种结构形态，还原型抗坏血酸（L－ascorbic acid，AsA）在合适的条件下，可氧化成脱氢抗坏血酸（也称氧化型抗坏血酸，dehydroascorbic acid，DAsA）。AsA 与 DAsA 均具有生理活性。DAsA 可进一步被氧化，生成无生理活性的 2，3－二酮古龙糖酸（DKG）。

还原型维生素 C　　　氧化型维生素 C　　　2，3－二酮古龙糖酸
（AsA）　　　　　　　（DAsA）　　　　　　（DKG）

在大多数水果中，维生素 C 主要以 AsA 的形式存在，DAsA 的含量较低。测定维生素 C 含量的方法很多，本实验采用碘量法测定果汁饮料中的 AsA 含量。

一、实验目的

（1）通过实验掌握碘量法的应用。
（2）掌握碱式滴定管的使用方法。

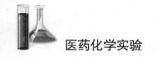

二、仪器与试剂

移液管、酸式滴定管、碱式滴定管、锥形瓶、I_2 标准溶液、$Na_2S_2O_3$ 标准溶液、淀粉指示剂、果汁饮料（自备）。

本次实验每人约需果汁饮料 200 mL。建议自备标签上写明含维生素 C 且颜色较浅的饮料。可选：水晶葡萄饮料或橙汁饮料（每次吸取 25.00 mL）或蜜桃多饮料或鲜橙汁饮料（每次吸取 10.00 mL）。

三、实验原理

1. 直接碘量法

维生素 C（$C_6H_8O_6$，$M = 176.13$）分子中的烯醇基（ $\underset{\displaystyle -C=C-}{\overset{\displaystyle OH\ OH}{}}$ ）具有较强的还原性，它可以被 I_2 氧化成二酮基（ $\underset{\displaystyle -C-C-}{\overset{\displaystyle O\ \ O}{}}$ ），因此可用直接碘量法测定。氧化还原方程式如下：

$$AsA + I_2 \longrightarrow DAsA + 2HI$$

碘量法中用淀粉作指示剂，在 I^- 的作用下，淀粉可与 I_2 作用形成蓝色配合物，灵敏度很高。

2. 间接碘量法（返滴定法）

在弱酸性条件下，维生素 C 与 I_2 发生氧化还原反应，过量的 I_2 用 $Na_2S_2O_3$ 标准溶液滴定。因此维生素 C 也可用返滴定法测定，有关反应方程式如下：

$$I_2 + 2S_2O_3^{2-} = S_4O_6^{2-} + 2I^-$$

四、实验步骤

直接碘量法：准确吸取果汁饮料 25.00 mL（或 10.00 mL）于干净并已编号的锥形瓶中，加淀粉指示剂 2 mL，立即用 I_2 标准溶液（使用酸式滴定管）滴定至溶液显持续蓝色（大于 30 s）即为终点，记下滴定的结果。重复上述操作 2 次，分别计算维生素 C 的含量，再取其平均值作为维生素 C 的含量。

$$Vc = \frac{c\,(\mathrm{I_2})\ \cdot V\,(\mathrm{I_2})\ \cdot M\,(\mathrm{C_6H_8O_6})}{V_{果汁}} \times 100\ (\mathrm{mg \cdot 100\ mL^{-1}})$$

式中，$V_{果汁}$ 为实际参加反应的果汁饮料的体积。$M\,(\mathrm{C_6H_8O_6})$ = 176.13 g · mol^{-1}。

返滴定法：准确吸取果汁饮料 25.00 mL（或 10.00 mL）于干净并已编号的锥形瓶中，然后准确加入 $\mathrm{I_2}$ 标准溶液 20.00 mL，摇匀后立即用 $\mathrm{Na_2S_2O_3}$ 标准溶液（使用碱式滴定管）滴定过量的 $\mathrm{I_2}$。待溶液颜色由深黄色变为浅黄色后，加入 1 mL 淀粉指示剂，摇匀后继续用 $\mathrm{Na_2S_2O_3}$ 标准溶液滴定至蓝色消失（大于 30 s）即为终点，记下滴定的结果。按下式计算维生素 C 的含量：

$$Vc = \frac{\left[c\,(\mathrm{I_2})\ \cdot V\,(\mathrm{I_2})\ - \frac{1}{2} c\,(\mathrm{Na_2S_2O_3})\ \cdot V\,(\mathrm{Na_2S_2O_3}) \right] \cdot M\,(\mathrm{C_6H_8O_6})}{V_{果汁}} \times 100\ (\mathrm{mg \cdot 100\ mL^{-1}})$$

式中，$V_{果汁}$ 为实际参加反应的果汁饮料的体积。$M\,(\mathrm{C_6H_8O_6})$ = 176.13 g · mol^{-1}。

取平行操作 3 份的数据，分别计算果汁中 Vc 含量，求含量平均值及相对标准偏差。

五、思考题

（1）直接碘量法与返滴定法中，淀粉指示剂的加入顺序有何不同？为什么？

（2）果汁饮料中维生素 C 的含量测定，最好采用直接碘量法还是返滴定法？

Experiment 44　Determination of Vitamin C in Fruit Drink

直接碘量法　　　　direct-iodimetry　　　　间接碘量法　　　　indirect-iodimetry

实验 45　草酸合铁（Ⅲ）酸钾的合成和组成测定

一、实验目的

（1）掌握基础化学实验的基本操作技术。

（2）使学生懂得将所学的操作技术运用于综合实验。

（3）掌握配位化合物的合成原理和组成测定方法。

二、仪器与试剂

烧杯、玻棒、酒精灯、石棉网、布氏漏斗、抽滤瓶、锥形瓶、酸式滴定管、草酸亚铁（$\mathrm{FeC_2O_4}$）、草酸钾（$\mathrm{K_2C_2O_4}$）饱和溶液、6% 双氧水（$\mathrm{H_2O_2}$）、1 mol · L^{-1} 草酸（$\mathrm{H_2C_2O_4}$）溶液、$\mathrm{FeCl_3}$ 溶液、10% 醋酸溶液、丙酮、2 mol · L^{-1} 的 $\mathrm{H_2SO_4}$ 溶液、$\mathrm{KMnO_4}$

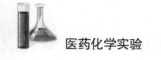

标准溶液、锌粉。

三、实验原理

1. 合成

在 $K_2C_2O_4$ 存在时，FeC_2O_4 与 H_2O_2 反应生成草酸合铁（Ⅲ）酸钾，同时有 $Fe(OH)_3$ 生成，可加适量 $H_2C_2O_4$ 除去。

$$6FeC_2O_4 + 2H_2O_2 + 6K_2C_2O_4 = 4K_3Fe(C_2O_4)_3 + 2Fe(OH)_3\downarrow$$
$$2Fe(OH)_3 + 3H_2C_2O_4 + 3K_2C_2O_4 = 2K_3Fe(C_2O_4)_3 + 6H_2O$$

该配合物也可用 $FeCl_3$ 直接与 $K_2C_2O_4$ 反应来合成，利用该配合物在水中溶解度较小特性，将溶液冷却到 $0\ ℃$ 而得到产物。

合成的 $K_3Fe(C_2O_4)_3\cdot 3H_2O$ 是一种亮绿色晶体，易溶于热水，难溶于丙酮等有机溶剂。它是光敏物质，遇光分解。

2. 组成测定

（1）草酸根的测定

$C_2O_4^{2-}$ 在酸性介质中可被 $KMnO_4$ 定量氧化，反应式：

$$2MnO_4^- + 5C_2O_4^{2-} + 16H^+ = 2Mn^{2+} + 10CO_2 + 8H_2O$$

用已知浓度的 $KMnO_4$ 标准溶液滴定 $C_2O_4^{2-}$，由消耗 $KMnO_4$ 的量，便可求算出与之反应的 $C_2O_4^{2-}$ 的量。

（2）铁含量的测定

先用还原剂把 Fe^{3+} 还原剂为 Fe^{2+}，再用 $KMnO_4$ 标准溶液滴定 Fe^{2+}，反应式：

$$MnO_4^- + 5Fe^{2+} + 8H^+ = Mn^{2+} + 5Fe^{3+} + 4H_2O$$

由消耗 $KMnO_4$ 的量，计算出 Fe^{2+} 的量。

四、实验步骤

1. 草酸合铁（Ⅲ）酸钾的制备

（1）在草酸亚铁悬浊液（$2.5\ g\ FeC_2O_4$ 和 $5\ mL$ 水）中，边搅拌边加入 $10\ mL$ 饱和 $K_2C_2O_4$ 溶液，然后置于水浴上加热至 $40\ ℃$，保持此温度，用滴管滴加 $10\ mL$ 浓度为 6% 的 H_2O_2 溶液，此时会有 $Fe(OH)_3$ 沉淀析出。把溶液加热至沸，分 2 次加入 $8\ mL\ 1\ mol\cdot L^{-1}$ 的 $H_2C_2O_4$ 溶液（第一次加 $5\ mL$，余下 $3\ mL$ 慢慢加入至变成亮绿色透明溶液）。保持溶液接近沸腾状态。如有混浊，趁热过滤。往清液中加 $10\ mL$ 浓度为 95% 的乙醇，如产生混浊，微热可使其溶解。放在暗处，冰水浴冷却，待其析出晶体。

减压过滤，用乙醇水溶液（等体积水和乙醇的混合物）洗涤沉淀，再用少量的丙酮淋洗晶体，抽干即得到亮绿色产物。

（2）另一种合成方法：将 $8\ mL\ FeCl_3$ 溶液（$0.4\ g\ FeCl_3/mL$）加入到 $20\ mL$ 含有 $12\ g$ $K_2C_2O_4\cdot H_2O$ 的热溶液中。冷却此溶液到 $0\ ℃$，保持此温度直到结晶完全。倾出母液，产物进行重结晶。将晶体溶于约 $20\ mL$ 热水中，再冷却至 $0\ ℃$，待其析出晶体。然后用

10%醋酸溶液洗涤晶体 1 次，再用丙酮洗涤 2 次。最后在空气中干燥、称量。

2. 组分含量测定并确定其化学式

（1）草酸根含量的测定。精确称取 0.18～0.20 g $K_3Fe(C_2O_4)_3 \cdot 3H_2O$ 样品 3 份，分别放入 3 个 250 mL 锥形瓶中，加入 50 mL 水和 15 mL 2 mol·L^{-1}的 H_2SO_4 溶液。加入 10.00 mL $KMnO_4$ 标准溶液于锥形瓶中，加热至 70～85 ℃（不高于 85 ℃），直到紫红色消失。再用 $KMnO_4$ 溶液滴定热溶液，直到微红色在 30 s 内不消失，记下消耗的 $KMnO_4$ 溶液体积，计算其准确浓度。滴定完的 3 份溶液保留待用。

（2）铁含量的测定。在（1）所保留的溶液中加入还原剂锌粉，直到黄色消失。加热溶液（2 min 以上），使 Fe^{3+} 还原为 Fe^{2+}，过滤除去多余的锌粉。滤液放入另一干净的锥形瓶中，洗涤锌粉，使 Fe^{2+} 定量转到滤液中，再用 $KMnO_4$ 标准溶液滴定至微红色。计算所含铁的量。

五、数据处理

（1）计算合成产物的产率。

（2）根据组分测定的结果，确定草酸合铁（Ⅲ）酸钾的化学式 $K_3Fe_x(C_2O_4)_y \cdot 3H_2O$

（3）设计实验报告。

六、思考题

（1）本实验所合成的产物应如何保存？

（2）若要测定产物的结晶水含量时，应如何测定？

Experiment 45　Synthesis and Composition Determination of $K_3Fe(C_2O_4)_3$

草酸亚铁	ferrous oxalate，FeC_2O_4	草酸钾	potassium oxalate，$K_2C_2O_4$
高锰酸钾	potassium permanganate，$KMnO_4$		

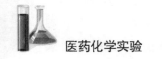

第六部分 分析方案的设计

一、概述

在生产实践和科学研究工作中，定量分析所遇到的问题是多种多样的。从分析对象来看，有矿石分析、药物分析、食品分析、环境分析、土壤分析、水质分析、临床检验等，其中被测组分可能是无机物或有机物。从所要求分析的组分来说，可能是测定其中某一组分，也可能是全分析。从被测组分的含量而言，可能是常量组分，也可能是微量组分或痕量组分。为了完成各种各样的分析任务，必须针对不同情况选择不同的分析方法。其中有些较成熟的分析方法可从有关的参考书或有关部门出版的分析操作规程中查到，但有些分析任务难于找到现成的分析方法，或者说该方法不适用于本单位的具体情况等。这就要求分析工作者能根据样品的具体情况，考虑被测组分的性质及干扰情况，对原有方法进行适当的修改，或是建立新的分析方法。有些被分析物比较复杂（如中草药、复方制剂），需要经过长时间的研究后，才能制定出相应的分析方法。

为了培养学生分析问题和解决问题的能力，在本实验课程的教学中，安排一些较简单的设计性实验，要求学生选做其中的部分实验。学生在设计分析方案过程中，可以运用所学的理论知识和基本操作技能，并以自己的实验结果加以验证。

当被测组分确定后，首先应根据被测组分的性质考虑选择什么方法测定。例如，试样具有酸或碱性，其含量纯度又较高，就可考虑用酸碱滴定法测定；试样具有氧化性或还原性，其含量和纯度又较高，可考虑用氧化还原滴定法测定。其次，应考虑样品中被测组分的含量，若含量在1%以上，可选用化学分析法；如含量小于1%，一般应选用灵敏度高的仪器分析法，如分光光度法、电化学分析法及色谱分析法。对于选定的方法，还应注意反应条件的选择。反应条件主要是浓度、酸度、温度及干扰物消除等。

在设计分析方案时，要把所学得的知识融会贯通、灵活运用，不要局限于某一种测定方法，只要设计的方法合理、可靠、简单易行即可。

分析方案的设计要求十分具体，包括方法原理、所需仪器及试剂、取样量的确定、样品的溶解、具体操作步骤（包括标准溶液、反应条件、指示剂等）、分析结果的计算等。分析方案交指导教师批阅后，方可进行实验。今以 $Na_2CO_3 - NaHCO_3$ 混合物中各组分含量的测定作为示例，以供参考。

二、设计性实验示例

酸碱滴定法测定 $Na_2CO_3 - NaHCO_3$ 混合物中各组分的含量（g／g）。

（一）实验原理

$Na_2CO_3 - NaHCO_3$ 为混合碱，溶液呈碱性。可用 HCl 标准溶液滴定，采用双指示剂法分别测定它们的含量。

先以酚酞为指示剂，用 HCl 标准溶液滴定至溶液恰好褪色，此时 Na_2CO_3 反应生成 $NaHCO_3$，其反应式为：

$$Na_2CO_3 + HCl \rightarrow NaHCO_3 + NaCl$$

设此步滴定用去标准溶液 V_1 mL。然后以甲基橙为指示剂，用 HCl 标准溶液继续滴定至溶液呈橙色，此时的反应式为：

$$NaHCO_3 + HCl \rightarrow NaCl + H_2O + CO_2 \uparrow$$

设用去标准溶液 V_2 mL。

由反应式可知，Na_2CO_3 消耗标准溶液体积为 $2V_1$，$NaHCO_3$ 消耗标准溶液体积为 $(V_2 - 2V_1)$〔注：这里的 V_2 是指消耗 HCl 的总体积。如果 V_2 是表示加了甲基橙以后消耗的 HCl 体积，则 $NaHCO_3$ 消耗标准溶液体积为 $(V_2 - V_1)$〕。根据标准溶液的浓度和所消耗的体积，即可分别计算出混合物中 Na_2CO_3 与 $NaHCO_3$ 的质量分数。

（二）仪器与试剂

酸式滴定管（25 mL）、锥形瓶（250 mL）、量筒（100 mL）、$Na_2CO_3 - NaHCO_3$ 混合物（固体样品）、HCl 标准溶液（0.1 mol·L^{-1}）、酚酞-硫酸钾固体指示剂（1:100）、甲基橙指示液（0.1% 水溶液）。

（三）实验步骤

取混合物固体适量（约 0.14 g），精密称定。加蒸馏水 50 mL 使溶解，加酚酞-硫酸钾固体指示剂少量（约绿豆大小体积），以 HCl 标准溶液（0.1 mol·L^{-1}）滴定至溶液由红色恰褪至无色，记下体积 V_1。于滴定溶液中加甲基橙指示液 3 滴，继续滴定至溶液由黄色变为橙色，充分旋摇 2 min，继续滴定至溶液由黄色转变为橙色，记下总体积 V_2。

（四）数据处理

Na_2CO_3 与 $NaHCO_3$ 的质量分数按下式计算：

$$\omega(Na_2CO_3) = \frac{c(HCl) \cdot V_1(HCl) \times \dfrac{M(Na_2CO_3)}{1\,000}}{m(样品)}$$

$$\omega(NaHCO_3) = \frac{c(HCl) \cdot (V_2 - 2V_1)(HCl) \times \dfrac{M(NaHCO_3)}{1\,000}}{m(样品)}$$

式中，$M(Na_2CO_3) = 105.99$ g·mol^{-1}，$M(NaHCO_3) = 84.01$ g·mol^{-1}

取平行操作 3 份的数据，分别计算质量分数，求出含量平均值及相对标准偏差。

（五）讨论

（1）用双指示剂法测定 $Na_2CO_3 - NaHCO_3$ 混合物，第一计量点时，酚酞从红色褪至无色的终点较难观察，误差较大。若改用氯化钡法可望得到较准确结果。方法是：取部分试液，以甲基橙为指示剂，用 HCl 标准溶液滴定至终点，先测定总碱量；另取相同体积的试液，加入定量过量的标准 NaOH 溶液，将 $NaHCO_3$ 转化为 Na_2CO_3，然后用 $BaCl_2$ 将

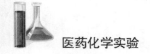

Na_2CO_3 沉淀为 $BaCO_3$，再用 HCl 标准溶液滴定剩余的 NaOH。从所用的 NaOH 总量和滴定剩余的 NaOH 量的差值可以计算出用于中和 $NaHCO_3$ 的 NaOH 量，由此计算 $NaHCO_3$ 含量。

（2）第一计量点可选用酚酞为指示剂，但由于 $K_{b1}/K_{b2} \approx 10^4$，差别不大，故突跃不大明显。为了准确判断第一计量点，可采用甲酚红与百里酚蓝混合指示剂，它的变色范围为 pH 8.2（粉红色）～ 8.4（紫色），如采用它指示终点，能获得较好的结果，误差约为 0.5%。

（六）主要参考文献

［1］李发美. 分析化学［M］. 5 版. 北京：人民卫生出版社，2003：66 – 67.

［2］杨林梅. 工业纯碱质量鉴定方法的探讨［J］. 河南化工，2006（5）：43 – 44.

［3］赵文甫. CO_2 对 HCl – NaOH 滴定体系的影响［J］. 南阳师范学院学报，2003（12）：44 – 470

［4］梁淑芳，马柏林，赵晓明，等. 双指示剂法测定食碱时滴定终点的确定［J］. 实验技术与管理，2000（5）：121 – 126.

［5］张新华. 混合碱测定中难溶盐的影响及排除［J］. 内蒙古石油化工，1999（4）：8788.

三、可选的设计实验

（1）Na_2HPO_4 与 NaH_2PO_4 的混合液中各组分浓度的测定。

（2）复方氢氧化铝片中 Al_2O_3 及 MgO 含量的测定。

（3）鸡蛋壳或高钙奶粉中钙含量的测定。

（4）酱油中 NaCl 的测定。

（5）湖水中化学耗氧量（COD）的测定。

（6）镇痛药加合百服宁的成分分析。

（7）复方止痛片成分的分离与鉴定。

（8）血清总胆固醇的测定。

（9）尿样中苯酚含量的测定。

（10）药物中官能团的检测。

实验 46　复方氢氧化铝片中氧化铝及氧化镁含量的测定

一、实验内容

（1）自拟定复方氢氧化铝片（胃舒平）的预处理过程，设计确定复方氢氧化铝片称量范围的试验方案。

（2）采用配位滴定法，设计分别测定 Al_2O_3 及 MgO 含量的实验方案。

（3）按前面学过的分析记录格式作表格，记录数据并进行数据计算处理。测定结果分别以复方氢氧化铝片中 Al_2O_3 及 MgO 的标示量（%）表示，MgO 测定结果保留 3 位有效数字。

二、提示

（1）复方氢氧化铝片（胃舒平）的主要成分是 Al（OH）$_3$ 和 $2MgO \cdot 3SiO_2 \cdot xH_2O$（三硅酸镁），并含有淀粉。国家药典规定每片含 Al_2O_3 不少于 0.116 g，含 MgO 不少于 0.020 g。

（2）复方氢氧化铝片样品需经预处理，才能达到分析的要求。样品预处理：将本品研成细粉，加盐酸溶液煮沸，使其充分溶解，过滤，定容。

（2）要考虑样品中的干扰因素如何排除。

（4）为了保证整个实验设计课程的顺利进行，必须注意：实验过程中所有公用试剂和仪器一用完，应立即放回原处，特别注意勿将公用仪器乱放乱用。

三、思考题

采用配位滴定法测定复方氢氧化铝片中 Al_2O_3 及 MgO 含量，当测定 Al^{3+} 时，Mg^{2+} 对测定是否存在影响？当测定 Mg^{2+} 时，Al^{3+} 对测定又是否存在影响？如果有，应如何消除这些影响？

实验 47　蛋壳中钙、镁含量的测定

一、实验内容

（1）自拟定蛋壳的预处理过程，设计确定蛋壳称量范围的试验方案。

（2）设计 3 种方案进行 Ca、Mg 含量的测定。

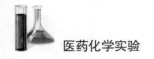

医药化学实验

（3）按前面学过的分析记录格式作表格，记录数据并进行数据计算处理。试列出 Ca、Mg 总量的计算式（以 CaO 含量表示）。

二、提示

（1）鸡蛋壳的主要成分为 $CaCO_3$，其次为 $MgCO_3$、蛋白质、色素及少量 Fe 和 Al。

（2）蛋壳需经稀酸预处理，才能达到分析的要求。

（3）经过预处理的蛋壳可以设计 3 种方案进行测定。

1）配位滴定法测定蛋壳中 Ca 和 Mg 的总量。在 pH = 10，用铬黑 T 作指示剂，EDTA 可直接测量 Ca^{2+}、Mg^{2+} 总量。为提高配位选择性，在 pH = 10 时，加入掩蔽剂三乙醇胺使之与 Fe^{3+}、Al^{3+} 等离子生成更稳定的配合物，以排除它们对 Ca^{2+}、Mg^{2+} 离子测量的干扰。

2）酸碱滴定法测定蛋壳中 CaO 的含量。蛋壳中的碳酸盐能与 HCl 发生反应，过量的酸可用标准 NaOH 返滴，据实际与 $CaCO_3$ 反应的 HCl 标准溶液体积求得蛋壳中 CaO 含量，以 CaO 质量分数表示。

3）高锰酸钾法测定蛋壳中 CaO 的含量。利用蛋壳中的 Ca^{2+} 与草酸盐形成难溶的草酸盐沉淀，将沉淀经过滤洗涤分离后溶解，用高锰酸钾法测定 Ca^{2+} 含量，换算出 CaO 的含量。

（4）蛋壳中钙主要以 $CaCO_3$ 形式存在，同时也有 $MgCO_3$，因此以 CaO 含量表示 Ca + Mg 总量。

（5）由于酸较稀，溶解时需加热一定时间，试样中有不溶物（如蛋白质之类）不影响测定。

三、思考题

（1）如何确定蛋壳粉末的称量范围（提示：先粗略确定蛋壳粉中 Ca、Mg 含量，再估算壳粉的称量范围）？

（2）蛋壳粉溶解稀释时为什么会出现泡沫？应如何消除泡沫？

实验 48　药物官能团的检测

一、实验内容

（1）自行选定药物，查阅该药物的结构、性能、临床应用等相关资料。

（2）设计该药物官能团的检测实验方案。

二、提示

（1）药物里含有大量的辅料，药品需经预处理，才能达到检测的要求。

（2）要考虑药品中的干扰因素如何排除。

（3）为了保证整个实验设计课程的顺利进行，必须注意：实验过程中所有公用试剂和仪器一用完，应立即放回原处，特别注意勿将公用仪器乱放乱用。

三、思考题

（1）分析实验成功的理论依据或不成功的可能原因。

（2）请思考实验的收获或感受。

Experiment 48 Detection Drug Functional Groups

95% 乙醇	95% alcohol
氯仿	chloroform
乙醚	ethyl ether
5% 三氯化铁	5% ferric chloride
丙酮	acetone
1:1 盐酸溶液	1:1 hydrochloric acid
饱和溴水	saturated sol. of bromine
β - 萘酚	β-naphthol
10% 亚硝酸钠溶液	10% sodium nitrite
3% 溴的四氯化碳溶液	3% carbone tetrachloride of bromine
0.05% 高锰酸钾溶液	0.05% potassium dichromate
0.1% 重铬酸钾溶液	0.1% potassium dichromate
10% 氢氧化钠溶液	10% sodium hydroxide
斐林试剂混合液	fehling reagent
5% 硝酸银溶液	5% silver nitrate
碘试液	iodine solution
2，4 - 二硝基苯肼	2，4-dinitro phenyl hydrazine
10% 氨水	10% ammonia water
乙酸酐	acetic anhydride
10% 硫酸溶液	10% sulfuric acid
1:1 稀硝酸	1:1 nitric acid
浓硫酸	concentrated sulfuric acid
冰醋酸	glacial acid
丙二醇	propanediol

浓盐酸	concentrated hydrochloric acid
碳酸氢钠	sodium bicarbonate
亚硝酸钠	sodium nitrite
甲醇	methanol
碘酸钾	potassium iodate
碘化钾	potassium iodide
盐酸羟胺	hydroxylamine chlorhydrate
水合茚三酮	hydrated ninhydrin
10%硫酸铜溶液	10% cupric sulfate
红、蓝石蕊试纸	litmus paper
pH 试纸	pH test paper
淀粉-碘化钾试纸	potassium iodide-starch test paper
刚果红试纸	congo red test paper

第七部分 附 录

附录 1 PXSJ - 216 型离子计的使用

一、仪器简介

PXSJ - 216 型离子计的外形见图 7 - 1。

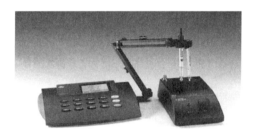

图 7 - 1 PXSJ - 216 型离子计仪器装置

PXSJ - 216 型离子计仪器主要特点：点阵式液晶显示，全中文操作界面，具有多种测量模式。可测量溶液中的 mV 值、pH 值、pX 值。适用于测量定溶液浓度的直读浓度法、已知添加法、试样添加法及 GRAN 法对测量结果能进行贮存、删除、查阅、打印处理。最多贮存 50 套测量数据；并提供即时打印、贮存打印两套打印模式供用户选择。具有 4 种斜率校准方法，包括：一点校准、二点校准、多点校准及多次添加法校准。具有断电保护功能。在仪器使用完毕后关机或非正常断电情况下，仪器内部贮存的测量数据和设置的参数不会丢失。仪器带有 RS - 232 接口，可接 TP - 16 型串行打印机，选用 REX DC1.0 雷磁数据采集软件可与计算机通讯。

二、仪器使用说明

（1）电源开关：不用时置"OFF"位置。

（2）选择旋钮（SELECT）：mV 测量，小于 200 mV 时，旋钮置 mV_1 位置；测量大于 200 mV 时，旋钮置 mV_2 位置。pH 测量，旋钮置 pH 位置。pX 测量，旋钮置 pX 位置。

（3）温度旋钮（TEMP℃）：指溶液温度，测量时，旋至相应温度补偿位置。

（4）定位（CALIB）：定位旋钮的作用在于抵消玻璃电极（或选择性电极）的不对称电势使测量标准化，用于测量溶液的 pH（或 pX）。

（5）斜率（SLOPE）用于调节电极的实际斜率，使显示的数值与实际的 pX 值相符（但 pH 档的斜率已固定于理论值，故测 pH 时此旋钮不起作用）。此旋钮调好后，测量时保持不动，最好每天测量前作 1 次校准。

（6）RESET（复位）按钮只作为仪器复位之用，测量之前，按下 RESET 按钮仪器应显示"000"。

（7）选择电极插孔和参比电极接线柱：选择电极插孔接玻璃电极或其他离子选择电极（包括复合电极），参比电极接线柱接参比电极。

三、仪器使用方法

1. mV 的测量

（1）接好工作电极和参比电极，电源开关置"ON"位置。

（2）把电极浸在被测溶液中，估计测量范围，如小于 200 mV，把选择旋钮置 mV_1 位置，如最左边一位数显出"1"字，其他各位数无显示，则表示测量值超过 200 mV，应将选择旋钮旋至 mV_2 档，再进行测量。

（3）当测量 mV 时，温度、定位、斜率等旋钮均不起作用。

2. pH 值的测量

作用仪器测量溶液 pH 值时，一般情况下可以用一点定位法进行校正，如需要准确测量 pH 值时，应采用二点定位法进行校正。

（1）一点定位法：

1）将仪器选择开关拨到 pH 档，接上电极，打开电源开关。

2）将温度旋钮旋至溶液的温度。

3）将电极插入一已知的标准缓冲液中，调定位旋钮，使仪器显示出已知标准缓冲液的 pH 值（应为正值，不要调出负号），重复一次读数后，此时定位完毕，定位器应保持不动，否则仪器必须重新定位。

4）定位完毕后，将电极用去离子水洗净，用滤纸吸干水分后，插入被测溶液中，显示器显示出被测溶液的 pH 值。

（2）二点定位法：

1）将仪器选择开关拨到 pH 档，接上电极。

2）选择 2 个已知 pH 值的标准缓冲液，例如溶液 A（pH = 6.86），溶液 B（pH = 3.55），选择依据是被测对象的 pH 在两者之间。

3）将电极插入 B 溶液中，调节定位旋钮使显示器上显示 0.00。

4）将电极洗净，用滤纸吸干水分后，插入溶液 A 中，用温度调节器调节，使显示器上显示出 A 和溶液 B 的 pH 值的差值 ΔpH（$\Delta pH = 6.86 - 3.55 = 3.31$），稳定后接着进行定位，用定位调节器调节，使显示器上精确显示出溶液 A 的 pH 值 6.86，此时定位完毕。测量过程中，温度调节器及定位调节器应保持不动。（注意：调节定位时，显示应为正值，不能调出负值。）

5）定位完毕后，取出电极，用去离子水洗净，吸干水分，插入被测溶液中，显示器则指示出被测溶液的 pH 值。

3. pX 值的测量：

1）将仪器选择开关拨至 pX 档，接上电极，拨开电源开关。

2）调节温度补偿至溶液的温度。

3）选择 2 种已知 pX 的标准溶液，例如溶液 A 为 pX = 5.00，溶液 B 的 pX = 3.00，选择的依据是被测对象的 pX 在两者之间。

4）将电极插入标准液 B 中（pX 小的一种），调节定位旋钮使指示为零。

5）将电极洗净，吸干水分，插入较浓的溶液 A 中，显示器有一指示值，如电极的斜率符合理论值，则此时指示值就为两种标准溶液的 pX 值的差（ΔpX = 5.00 − 3.00 = 2.00）。如仪器的指示值不符合 ΔpX，此时可调节斜率旋钮使显示器上指示值 ΔpX 值，指示值稳定后，接着进行定位，用定位调节器调节，使显示器精确指示出溶液 A 的 pX 值 5.00，此时，斜率补偿定位完毕，在测量过程中斜率旋钮和定位旋钮保持不动。

6）定位完毕，取出电极，用去离子水洗净，吸干水分后，插入被测溶液中，即显示出被测溶液的 pX 值。

在进行 pX 值测量时，应注意被测溶液和标准溶液的温度和总离子强度必须一致。

也可用 pX 档进行 pH 值的测定，操作步骤同上，要求准确测定 pH 或 pX 时，应于 2～4 小时内校准 1 次。

四、注意事项

（1）本仪器输入阻抗很高，因此严格禁止在通电情况下取出集成电路片，严禁带电维修，维修时烙铁应断电，并须严格接地，一般情况下，不要取下集成电路片。

（2）测量时，本仪器及其配用仪器，机壳最好接地，测试场所要离开干扰源。

（3）如发现仪器操作不正常，应检查电源电压，9 V 的电池如降至 7 V 或 1.5 V 的电池降压至 1.2 V 则应重新更换电池，如不经常使用，应将电池取出来，以免电池漏浆。

（4）每次测量完毕，关闭电源，并把选择开关置于同 mV_2 档。

（5）仪器应放在干燥及无腐蚀的地方（最好放在干燥器中），尽量避免阳光直接照射，以延长液晶显示器的使用寿命。

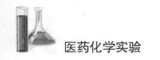

附录2　TU-1810型紫外-可见分光光度计

一、仪器简介

TU-1810型紫外-可见分光光度计的外形见图7-2。

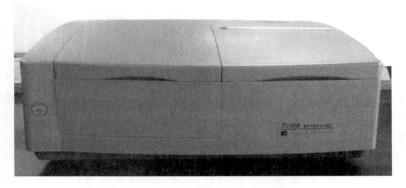

图7-2　TU-1810型紫外-可见分光光度计

技术参数

（1）波长范围：190～1 100 nm。

（2）波长准确度：±0.3 nm（开机自动校准）。

（3）波长重复性：0.2 nm。

（4）光谱带宽：2 nm（固定狭缝）、0.5 nm、1.0 nm、2.0 nm、5.0 nm（可变狭缝）。

（5）杂散光：<0.3%T（220 nm，NaI；340 nm，$NaNO_2$）（1810系列）。

（6）光度方式：透过率、吸光度、能量。

（7）光度范围：-0.3～3.0 Abs。

（8）光度准确度：±0.002 Abs（0～0.5 Abs）；±0.004 Abs（0.5～1.0 Abs）；±0.3%T（0～100%T）。

（9）光度重复性：0.001 Abs（0～0.5 Abs）；0.002 Abs（0.5～1.0 Abs）；0.15%T（0～100%T）。

（10）基线平直度：±0.002 Abs（190～1 100 nm）（1810系列）。

（11）基线漂移：0.001 Abs/h（500 nm，0 Abs预热2小时后）（1810系列）。

（12）光度噪声：±0.001 Abs（500 nm，0 Abs 2 nm光谱带宽）。

二、仪器操作步骤

（1）开机前，需要确认紫外可见分光光度计主机与计算机的连接正常，样品室内无挡光物，打开计算机，Windows完全启动后，打开紫外可见分光光度计主机电源。

（2）在计算机窗口上双击![图标]图标，启动 UVWin 5 紫外可见分光光度计控制与分析软件，或在"开始"菜单下选择"程序→UVWin5 紫外窗口软件→紫外窗口 TU－1810"即可启动 TU－1810 控制程序，计算机将对仪器进行自检并初始化，每项测试后，在相应的项后显示"OK"，整个过程需要 4 min 左右，通常仪器还需预热半小时后，才可任意进入以下操作。

（3）光度测量。在此功能下，可进行单波长、多波长的光度测量。点工具条的![A]按钮（或选择菜单"应用→光度测量"）可打开光度测量窗口（如果光度测量窗口已打开则激活该窗口）。

1）参数设置。单击![A]按钮或选择【测量】菜单下的【光度测量】子菜单，打开光度测量按钮或选择【测量】菜单下的【参数设置】子菜单，打开光度测量参数设置窗口。

（a）在测量选项卡中，在【波长】编辑框中输入需要测量的波长点，然后点击【添加】按钮，即可在下面的波长点列表中添加一个测量波长点，测量波长点最多可设置 26 个，最少需要设置一个（从长波到短波）。如果需要删除波长点或清除波长类表，可点击【删除】按钮和【清除】按钮。在波长列表中选择了一个波长后，波长编辑框中同样会显示此波长，同时可以修改此波长，然后点击【修改】按钮，即可修改波长列表中相应的内容。

光度测量允许对测量重复次数进行选择。如果不进行重复测量，可选择【重复测量】中的【无】。如果需要手动重复测量，可选择【手动】，然后在【重复次数】编辑框中输入需要重复的次数。【自动重复】的功能与手动重复类似，都是进行重复测量，但自动重复可自动完成多次重复测量，无须每次都去按测量键。但自动测量需要指定一个测量【时间间隔】，也就是每次测量之间所停顿的时间。此时间可以是零，也就是不停顿的连续测量。如果选择了自动重复测量，还可以选择【根据样品池数量自动重复测量】，此选项的功能是将样品池中所有的样品自动测量一次。因此，无须指定重复次数，重复次数选项将被禁止。如果所设置的样品池是固定样品池，则无法设置此选项。重复测量可以选择【计算平均值】将平均值计算功能打开。这样，在每次重复测量结束后，系统会自动计算平均值并显示在测量表格中。

光度模式是指仪器当前运行的模式，可供选择的光度模式有：Abs（吸光度模式）、T%（透过率模式）、Es（能量模式——样品光）、Er（能量模式——参比光）、R%（参比光透过率——积分球附件专用）。

启始编号。设置样品编号中的启始数字，可输入任意数字。

（b）简单计算选项卡：简单计算对测量结果的计算提供了很大的方便。利用此功能，可以计算出一些比较专业的数据和分析结果。选择【启用简单计算】选项来开启简单计算功能。

计算公式：在【计算公式】编辑框中，可以输入需要进行结果运算的公式。在公式中，A、B、C、D…代表对应的波长点的测量数据。例如，您在测量选项卡的波长列表中输入了两个波长，分别是 600 nm 和 500 nm，当您要计算这两个波长的测量数据的比值时，可以在简单计算选项卡的计算公式编辑框中输入 A/B，然后点击【添加】按钮即可。计算公式默认的标题是"结果 1"、"结果 2"。如果指定标题，可在输入计算公式的同时，在【标题】编辑框中输入相应的标题即可。如果要修改某个公式，可在公式列表中选择相应的公式，在公式编辑框中修改其内容，然后点击【修改】按钮即可。如果要删除或清除公式列表的内容，可以点击【删除】和【清除】按钮。计算公式最多可输入 10 个。

符号：【符号】的作用其实就是模仿键盘的输入，点击符号按钮，就等于输入了对应的符号。

显示：【显示】选项的作用是为计算公式提供不同的显示方式。下拉框共有两个选择，分别是：公式和标题。"公式"表示在测量结果表格中，计算公式将以公式的形式进行显示。"标题"则会以默认标题或用户设置的标题进行显示。

（c）仪器选项卡：仪器选项卡的内容与仪器性能窗口的内容完全一致，提供对仪器光学系统的参数设置功能。或选择【测量】菜单下的【仪器性能】子菜单或点击工具按钮，系统将会弹出仪器性能设置窗口。在此窗口下，您可以设置光源的状态以及光学系统的一些特性。

灯状态：设置氘灯和钨灯的开关。按钮为红色时为开，灰色时为关。

光谱带宽：设置仪器狭缝的光谱带宽值。选择范围从 0.1～5.0 nm。本仪器为固定狭缝，无须设置此参数。

响应时间：设置仪器采样的响应时间。时间越长，采集的数据越准确。

换灯波长：设置仪器切换氘灯与钨灯的波长界限。小于此波长的将被认为是紫外区，仪器自动切换为氘灯。大于此波长的被认为是可见区，仪器自动切换为钨灯。本仪器通常设置为 359.90 nm。

（d）附件选项卡：附件设置是对仪器所使用的附件进行设置。目前在软件中可设置的附件包括：固定样品池、流量池、积分球、五联池和八联池。也可以选择【测量】菜单下的【附件】子菜单打开附件设置窗口。本仪器所带附件为五联池。可以点击"位置"，将相应的样品池选择为"●"，从而设置当前样品池的位置。

类型：对应样品池的样品的类型。如果设置为"空白"样品，则在进行基线校正时系统会自动切换到此样品池进行校正。如果设置为"未使用"，则在测量过程中不切换此样品池。

样品名：设置对应样品池的样品的名称。此名称会随测量文件一同保存，并可打印输出。

空白校正：可以对五联池中的每一个空白样品进行单独校正。通过点击附件窗口中的"空白校正"按钮进行五联池空白校正。但在这之前，先将需要校正的空白样品或空白比色皿放入样品池中。系统会自动完成校正过程。当然，还可以通过点击"清除校正值"按钮将空白校正值清除，恢复到原始状态。

（e）质量控制选项卡：此功能的作用是对测量数据进行质量监控，一旦出现异常数据，系统会立即进行提示或按照预先设置的动作进行处理。当然，对数据的判断方法是可以设置的。在质量控制窗口中，通过【启用质量控制功能】选项来设置质量控制的开关。

质量控制列表：设置质量控制的项目。A、B、C、D 表示测量波长点，结果 1、结果 2、结果 3 表示计算结果。点击【全选】按钮可选中所有的项目，点击【反选】按钮可反选所有的项目，点击【清除】按钮可清除所有的选择。

限定：在限定框中，可以输入对选择的项目所控制的【上限值】和【下限值】。【超限处理】可设置超上限或下限时系统做出的动作。可选的动作有：【继续】——继续进行测量；【停止】——停止测量；【重新测量】——重新对当前样品进行测量。如果需要在测量表格中对超限结果进行标记，可点击【标记】按钮对标记进行设置。选择【开启】可开启标记功能。在【方式】框中，可以选择对超限数据的标记方式。【标记表格】是将数据所在的表格进行标记。可选的标记可在【表格】下拉框中进行选择。如果选择了【标记文本】，则可以对文本的字体、颜色进行设置。

第二次超限处理：【第二次超限处理】是指连续两次超限时系统所做出的动作。可选的动作有【继续】和【停止】。

2）光度测量：

（a）1号样品池的样品的类型设置为"样品"，其他样品池的样品的类型设置为"未使用"。

校零：单击，在1号样品池中放入参比溶液，单击。

测量：单击样品的Abs值。

（b）1号样品池的样品的类型设置为"空白"，2号样品池的样品的类型设置为"样品"，其他样品池的样品的类型设置为"未使用"。

单击 校零，在1号样品池中放入参比溶液，单击 确定，在1号样品池中放入样品溶液，单击 开始，即可测出样品的Abs值。

3）结果保存与打印：对于测量结果，既可以保存为文件，也可以打印输出。

完成了分析测量后，可选择【文件】菜单下的【保存】子菜单，在2号样品池中放入样品溶液，单击；即可测出按钮，系统会弹出保存文件窗口，输入您需要保存的文件名，点击【保存】按钮，即可将文件保存到指定的位置。在窗口的底部，将显示当前的分析员。点击【注释】按钮可对测量结果进行注释。可以在【样品名】编辑框中输入测量样品的名称，在【注释】编辑框中输入对测量结果的注释信息。

如果要将测量结果打印输出，可选择【文件】菜单下的【打印】子菜单，或点击"🖨"按钮，即可将测量结果打印输出。另外，如果您要修改打印输出的格式，可选择【文件】菜单下的【页面设置】子菜单，或点击"🗋"按钮，即可打开页面设置窗口。

（4）光谱扫描：单击🕮按钮或选择【测量】菜单下的【参数设置】子菜单，打开光谱扫描。

1）参数设置：单击🅿按钮或选择【测量】菜单下的【光谱扫描】子菜单，打开光谱扫描参数设置窗口。

（a）测量选项卡：测量选项卡中的内容是设置光谱扫描参数的主要内容。

光谱扫描光度模式：设置光谱扫描的【光度模式】。光度模式是指仪器当前运行的模式，可供选择的光度模式有：Abs（吸光度模式）、T%（透过率模式）、Es（能量模式——样品光）、Er（能量模式——参比光）、R%（参比光透过率——积分球附件专用）。

显示范围：设置光谱扫描图形中纵坐标的范围。您可以在【最大】和【最小】编辑框中输入相应的数值。

扫描参数：设置扫描的波长范围、间隔、速度等参数。【起点】和【终点】构成了扫描范围。【速度】表示扫描速度。扫描速度越快，数据的质量相对越不好；扫描速度越

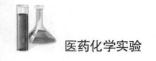

慢，数据的质量相对越好。【间隔】表示扫描的波长间隔。也就是间隔多少纳米采 1 次样。可选的扫描间隔有：0.1、0.2、0.5、1.0、2.0、5.0 nm（根据仪器型号不同，扫描间隔也将会有所不同）。【自动间隔】的作用是根据设置的扫描范围来自动选择一个扫描间隔。

扫描方式是设置光谱扫描的重复扫描方式。【单次扫描】表示只进行一次扫描，不重复。【重复扫描】表示可进行多次重复扫描。【自动扫描】是根据选择的附件样品池的数量进行扫描。如果选择了重复扫描，则需要设置扫描的【时间间隔】和【重复次数】。如果选择了自动扫描，则不需要设置重复次数，只要设置时间间隔就可以了。

（b）仪器选项卡：本项内容同"仪器选项卡"项。

（c）附件选项卡：本项内容同"附件选项卡"项。

2）光谱扫描：1 号样品池的样品的类型设置为"样品"，其他样品池的样品的类型设置为"未使用"。

基线校正：单击 ✓ 基线，在 1 号样品池中放入参比溶液，单击 确定，校正完后单击存入基线。

扫描：单击 ◉ 开始，在 1 号样品池中放入样品溶液，单击 确定 进行扫描，扫描完后单击 Λ 检出图谱的峰、谷波长值及 Abs 值。

3）查看光谱信息：选择【图形】菜单下的【光谱信息】子菜单，或点击"▤"按钮，即可打开光谱信息窗口。在此窗口中，所有扫描的光谱将以列表的形式进行显示。可以任意点击一条光谱，在其右侧的详细信息窗口中将会显示其详细信息。还可以点击"颜色"按钮来改变对应光谱的颜色。

4）保存和打开光谱文件：选择【文件】菜单下的【保存】子菜单，或点击"💾"按钮，在弹出的保存窗口中输入要保存的文件名，然后点击【确定】按钮即可。要浏览保存过的光谱文件时，选择【文件】菜单下的【打开】子菜单，或点击"📂"将弹出打开光谱文件窗口。在此窗口中，可以选择需要打开的光谱文件。右侧的谱图为预览窗口。点击【属性】按钮可以查看光谱文件的详细信息。

（5）定量测量：单击 👓 按钮或选择【测量】菜单下的【参数设置】子菜单，打开定量测量窗口。

1）参数设置：单击 👓ₚ 按钮或选择【测量】菜单下的【定量测量】子菜单，打开定量测量参数设置窗口。

（a）测量选项卡：测量选项卡主要提供定量测定的方法设置、波长设置和重复测量设置等。

测量方法：设置定量测定的测量方法。可选的测量方法有：【单波长法】、【双波长法】、【双波长系数法】、【三波长法】、【一次微分法】、【二次微分法】、【三次微分法】、【四次微分法】和【双波长二次微分】。可以根据不同的测试要求对方法进行选择。如果选择了单波长法，则需要在【主波长】编辑框中输入测定波长。如果选择了双波长或三波长法，则需要在【基线波长 1】和【基线波长 2】编辑框中输入基线波长。

样品编号：设置标准样品和未知样品的标识名称及编号。

其他设置：在其他设置中，可以设置对样品进行重复测量。重复测量是对一个样品进行多次测量，然后取多次测量结果的平均值进行含量计算。因此，如果选择了【重复测量】选项，还需要在【重复次数】编辑框中输入需要重复测量的次数，这样才能够达到重复测量的目的。重复测量可使测量的数据更为准确，但测量所花费的时间要比正常测量稍长一些。另外，如果仪器配有多联样品池，还可以选择【自动切换样品池】选项。这样，系统会每测量一个样品就自动切换到下一个样品池，只需要将样品按照顺序放置于样品池中即可。

（b）校正曲线选项卡：校正曲线选项卡是对校正曲线的参数进行设置。可设置的参数包括：【曲线方程】、【方程次数】、【浓度单位】、【零点插入】、【曲线评估】、【校正方法】等。

曲线方程：设置校正曲线所使用的方程。可选的方程有 2 个，分别是：$C = f (Abs)$ 和 $Abs = f (C)$。前者是以吸光度作为变化量来求解浓度值。而后者是前者的反函数，主要用于吸收系数的计算。

方程次数：方程次数表示校正曲线所使用的方程的次数，也可以称为阶数。就是我们常说的"一元二次方程"、"一元三次方程"中的"二次"和"三次"，主要是指方程中变化量的最高次数。可选的方程次数有：【一次】、【二次】、【三次】和【四次】。其中，一次方程也可以称"线性方程"，其他的则称为"非线性方程"。由于紫外可见分光光度计的测光准确度和重复性都比较好，在允许的吸光度范围内其测量的数据与浓度值基本程线性变化，因此，线性方程应用得比较广泛。可以根据实际情况来对曲线方程进行选择。

浓度单位：设置样品系列的浓度单位。默认的浓度单位有：【ng/μL】、【ng/mL】、【μg/μL】、【μg/mL】、【mg/L】、【ppb】、【ppm】和【mol/L】。如果没有所需要的浓度单位，还可以手工输入一个浓度单位。

零点插入：【零点插入】是在第一个标准样品前插入一个浓度和吸光度都是零的标准样品，并参加曲线拟合运算。

曲线评估：曲线评估是对校正曲线的质量（也就是我们常说的相关系数）进行评估。评估结果会显示在定量测定窗口的参数窗口中。如果需要对校正曲线进行评估，可将【曲线评估】选项设置为【R2】（相关系数），然后点击【设置按钮】，系统将弹出曲线评估设置窗口。

在设置窗口中，可以将【评估值】和【正偏差】设置为 1.0 和 0.0，因为校正曲线的相关性是以百分比来表示的，因此应以 100% 作为评估值。并且，相关性是不会大于 100% 的，因此，就不会产生正偏差。所以，正偏差可设置为 0.0。【负偏差】是指在评估值的基础上允许产生的负偏差。例如，可以将负偏差设置为 0.001，这就说明，评估下限是 1.0 − 0.001 = 0.999，评估范围则是 1.0 ～ 0.999。超出此范围的数值将被认为是不合格的数值。用一句俗话说就是"不能少于 3 个 9"。

【显示符号】用于对评估的结果进行显示，【偏移数量】是指显示符号的数量。例如，您将评估值设置为 1.0，将正偏差设置为 1.5，将负偏差设置为 0.5，将显示符号设置为" * "，将偏移数量设置为 5。这时，如果对 0.5 进行评估，则会得到 1 个" * "，对 1.0 进行评估，则会得到 5 个" * "。这是由于将偏移数量设置为 5，就表明将正偏差与评估值的差值和负偏差与评估值的差值都平均分成了 5 段，每段用一个" * "表示。

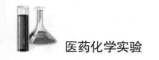

评估的过程如下：先判断被评估的数值相对于评估值是属于正偏差还是负偏差。也就是说，比评估值大的数值属于正偏差，比评估值小的数值属于负偏差。当确定好正、负偏差后，就开始进行判断。判断的过程其实就是看被评估的数值距评估值有多近，越近，得到的"*"就越多。例如，结合上图对0.85进行评估的过程是这样的：判断0.8是属于负偏差，则应以0.5～1.0为评估范围。先判断0.85是否在0.5和0.6之间，如果不是，则增加一个"*"，再判断是否在0.6与0.7之间，如果不是，又增加一个"*"，依次类推。等判断到0.8与0.9时就结束了，因为0.85是在0.8与0.9之间。至此，总共得到了4颗"*"。得到的"*"越多，证明曲线的相关性就越好。这些"*"将被显示在定量测定的参数窗口中，并在打印校正曲线时一同打印输出。

校正方法：校正方法共分为2种：【浓度法】和【系数法】。浓度法要求输入标准溶液的浓度，然后对标准溶液进行吸光度测量，得到测量数值后，与输入的浓度进行曲线拟合并计算出方程的系数与相关性。而系数法则要求直接输入方程的各项系数，不用进行标准样品的测量。例如，如果将方程次数设置为2次，同时选择了系数法，则需要输入3个方程系数：K0、K1、K2。K0表示常数项，K1表示1次项系数，K2表示2次项系数。

（c）质量控制选项卡：本项内容同"质量控制列表"项。

（d）简单计算选项卡：简单计算对测量结果的计算提供了很大的方便。利用此功能，可以计算出一些比较专业的数据和分析结果。选择【启用简单计算】选项来开启简单计算功能。

计算公式：在【计算公式】编辑框中，可以输入对未知样品浓度Conc进行运算的公式及其结果单位。在公式中，Conc代表测量得到的未知样品的浓度。例如，在测量未知样品的浓度时得到单位为mg/L的结果，而需要的是以g/L为单位的浓度值，因此在计算公式编辑框中输入Conc/1 000，在计算单位编辑框中输入g/L，然后点击【添加】按钮即可。计算公式默认的标题是"结果1"、"结果2"。如果指定标题，可在输入计算公式的同时，在【标题】编辑框中输入相应的标题即可。如果要修改某个公式，可在公式列表中选择相应的公式，在公式编辑框中修改其内容，然后点击【修改】按钮即可。如果要删除或清除公式列表的内容，可以点击【删除】和【清除】按钮。计算公式最多可输入10个。

符号：【符号】的作用其实就是模仿键盘的输入，点击符号按钮，就等于输入了对应的符号。

显示：【显示】选项的作用是为计算公式提供不同的显示方式。下拉框共有两个选择，分别是：公式和标题。"公式"表示在测量结果表格中，计算公式将以公式的形式进行显示。"标题"则会以默认标题或用户设置的标题进行显示。

2）定量测定：定量测定窗口共分为4个部分：【标准样品表格】、【未知样品表格】、【校正曲线】和【参数列表】。

（a）测量表格：标准样品表格负责显示标准样品的测量结果。一般情况下，表格共有8列：【序号】、【编号】、【类型】、【浓度】、【吸光度】、【测定波长的吸光度】、【标准偏差】和【相对标准偏差】。如果使用双波长法或三波长法，表格中还将显示其他测量波长的数值。

（b）校正曲线：校正曲线负责显示当前的校正曲线图形。如果未进行标准样品测量，则无图形显示。

（c）参数列表：参数列表显示当前的定量测量参数。包括曲线方程、系数等信息。

（d）测量：如果在定量测定参数设置中，将校正方法设置为浓度法，则在测量之前，需要在定量测定表格中输入标准样品的浓度值，然后才可以测量。

输入浓度值的方法有 2 种。方法一：双击【编号】列中的空白格，输入样品编号后按回车键。系统会自动在表格中添加一行样品。然后点击对应样品的【浓度】，输入浓度值即可。方法二：不输入任何浓度值，直接点击测量按钮，此时系统会提示您输入一个浓度值，输入浓度值后，点击【确定】按钮，系统会自动添加一个标准样品，将浓度值设置为刚才设置的数值，并立即测量此样品。

如果在定量测定参数设置中，将校正方法设置为系数法，则不需要对标准样品进行测量。直接测量未知样品即可。

（e）保存测量文件：定量测定的数据同样可以保存的磁盘。选择【文件】菜单下的【保存】子菜单，或点击"🖫"按钮，即可打开文件保存窗口，在窗口中输入要保存的文件名，点击【保存】按钮即可。如果要对测量文件添加注释信息，可点击【注释】按钮，输入注释信息后点击【确定】按钮即可。

（6）时间扫描：单击时间扫描按钮或选择【测量】菜单下的【时间扫描】子菜单，打开时间扫描窗口。

1）参数设置：单击📄按钮或选择【测量】菜单下的【参数设置】子菜单，打开时间扫描参数设置窗口。

（a）测量选项卡：测量选项卡中的内容是设置时间扫描参数的主要内容。

时间扫描光度模式：设置时间扫描所使用的光度模式。可以设置为 Abs、$T\%$ 等。系统会根据设置的光度模式进行测量。

测量波长点：设置时间扫描的波长点。由于时间扫描是在固定波长点连续采集数据，因此，需要设置一个采集数据的波长点。

显示范围：设置时间扫描谱图中纵向坐标的范围。可以根据样品产生的数值大小对显示范围进行设置。

时间选项：时间选项允许您对时间扫描的扫描时间、采样次数和时间间隔等参数进行设置。

时间单位：设置时间扫描的最小时间单位。可选的时间单位有：【分】、【秒】。例如，您将时间间隔设置为 1，如果时间单位是"分"，表示每分钟采 1 次样；如果时间单位是"秒"，则表示每秒钟采 1 次样。

显示方式：如果以分钟为时间单位，则可以选择时间的显示方式，也就是在测量过程中。如果选择了【常规】，系统将会以常规的方式显示时间，也就是用数值表示。例如 50、120、300 等。如果选择了【时钟】，系统会按照时钟的显示方式来显示时间。例如，00：00：50、00：01：00、00：05：00 等。

自动模式：自动模式是让系统选择一个合适的采样数和时间间隔。只需要设置 1 个【扫描时间】即可。如果没有选择自动模式，则需要设置采样数和时间间隔。

扫描时间：扫描时间表示完成一个扫描过程所需要的总时间。此选项只有在选择了自

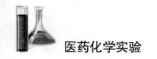

动模式时才可以使用。

采样数：采样数表示完成一次扫描所要采集数据的总的次数。采样数乘以时间间隔就等于一次扫描所需要的总时间。

时间间隔：设置每次采样的时间间隔。可以称为"采样频率"。

扫描方式：在时间扫描中，同样可以进行重复扫描。可以选择【扫描方式】选项卡，即可对重复扫描的参数进行设置。

单次扫描：不进行任何重复，即只进行一次扫描。

重复扫描可设置【重复次数】和【时间间隔】。系统会根据设置的重复次数进行重复扫描，并且每次间隔一定的时间，此时间由时间间隔决定。如果仪器配有多联样品池，还可以选择【自动切换样品池】，系统在每次扫描之前会自动切换下一个样品池，然后再进行扫描。

自动扫描即如果仪器配有多联样品池，可以选择【自动扫描】。自动扫描的作用是对每个样品池的样品都扫描一遍，并在扫描过程中自动切换样品池。

时间增量：如果选择了重复扫描或自动扫描，还可以设置一个额外的选项，就是【时间增量】。时间增量的作用是将每次扫描的总时间增加一个增量时间。

【起点】表示开始使用时间增量启始重复次数。也就是当扫描重复到第几次时开始加入时间增量。

【终点】与起点的意思相同，表示终止使用时间增量的重复次数。

【增量】表示每次需要增加的时间，此时间是相对于上次扫描时间的百分比值。

（b）仪器选项卡：本项内容同"仪器选项卡"项。

（c）附件选项卡：本项内容同"附件选项卡"项。

2）时间扫描：如果要进行时间扫描，可以选择【测量】菜单下的【开始】子菜单，或点击"○ 开始"，即可开始时间扫描。在扫描的过程中，系统会将测量结果以图形的方式显示在时间扫描窗口中。

3）保存光谱文件：时间扫描的光谱文件同样可以保存。选择【文件】菜单下的【保存】子菜单，或点击"💾"按钮即可打开文件保存窗口，在窗口中输入需要保存的文件名，然后点击【保存】按钮即可。

（7）关机：测量完成后，点击波长定位按钮，将波长定位到 500 nm 后，退出紫外软件操作系统，依次关掉主机电源、计算机、打印机电源，盖上所配仪器罩，防止灰尘进入仪器。

附录3　日立 Z-5000 型原子吸收分光光度计

一、仪器简介

HITACHI Z-5000 型原子吸收分光光度计主要用于测定微量金属元素的含量。该仪器广泛用于冶金、地质、石油、医药卫生、临床检验、食品、水质、环境监测等方面。

该仪器由光源、原子化器、单色器和检测系统4部分组成，见图7-3。

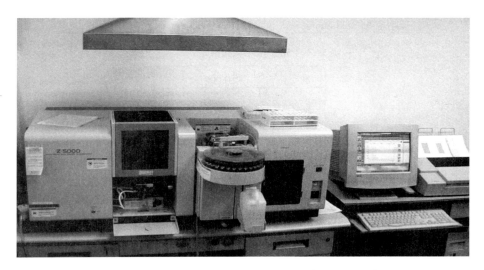

图 7-3　HITACHI Z-5000 型原子吸收分光光度计

由光源辐射出待测元素的共振线，通过原子化器基态原子吸收后，再通过单色器由检测系统检测，通过微机控制并显示吸光度或浓度。

二、仪器使用方法

（1）开主机，装上铁（Fe）空心阴极灯，预热约30 min。

（2）开微机，在屏幕元素周期表上选择 Fe 元素，并调试分析条件如图7-4所示。

（3）开冷却水，抽风机，空气压缩机和乙炔气。

（4）测量：①标准曲线的制作。②样品的测定。

（5）样品测定完毕，关机顺序是：关燃气→空气压缩机→抽风机→冷却水→微机→主机。

注意：①点火前须先检查燃气是否漏气，以免发生意外。②点火前须先开冷却水。③有关仪器的详细操作及注意事项请参阅仪器说明书。

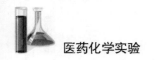

医药化学实验

测量条件（Fe）

灯电流 (HCL)	10.0 mA
分析线波长	248.3 nm
狭缝	0.2 nm
原子化器	标准燃烧器
火焰类型	空气–乙炔
助燃气压力	1.60 kg/cm²
燃气压力	0.3 kg/cm²
燃烧器高度	7.5 mm

仪器条件

计算方式	积分
测量时间	0.5 SEC
延迟时间	0.0 SEC
标准样重复次数	2
样品重复次数	2
统计类型	MEAN,SD,RSD
样品空白	无
单位	mg/L
自动打印	打印

标准样浓度

标准空白	0.000
标准 1	0.100
标准 2	0.200
标准 3	0.300
标准 4	0.400
标准 5	0.500
标准 6	0.600

图 7 – 4　分析条件

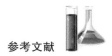

参 考 文 献

［1］ 崔学桂，张晓丽．基础化学实验Ⅰ（无机及分析化学部分）［M］．北京：化学工业出版社，2003.

［2］ 孙毓庆，严拯宇，范国荣，等．分析化学实验［M］．北京：科学出版社，2004.

［3］ 蔡明招，刘建宇，吕玄文，等．分析化学实验［M］．2 版．北京：化学工业出版社，2004.

［4］ 刘汉标，石建新，邹小勇．基础化学实验［M］．北京：科学出版社，2008.

［5］ 蒋晶洁，康旭珍，徐春祥．大学化学实验［M］．北京：高等教育出版社，2011.

［6］ 梁华定，陈素清，赵松林，等．基础化学实验Ⅰ（无机化学实验）［M］．杭州：浙江大学出版社，2011.

［7］ 彭松，林辉．有机化学实验［M］．3 版．北京：中国中医药出版社，2013.

［8］ 龙盛京．有机化学实验［M］．2 版．北京：人民卫生出版社，2011.

［9］ 武汉大学与分子科学学院实验中心．医学有机化学实验［M］．武汉：武汉大学出版社，2010.

［10］ 蒋华江，朱仙弟．基础化学实验Ⅱ（有机化学实验）［M］．杭州：浙江大学出版社，2012.

［11］ 国家药典委员会．中华人民共和国药典［M］．北京：中国医药科技出版社，2012.